Palliative Care im Alten- und Pflegeheim

Antworten auf häufig gestellte Fragen zu den Grundlagen

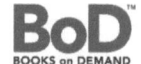

BoD™

BOOKS on DEMAND

„Schau zurück und lerne das Leben in Momente zu teilen,
nicht in Jahre"

(Wilfried Owen, 1893–1918, gefallen im Ersten Weltkrieg).

Sabine Wöger

Palliative Care im Alten- und Pflegeheim
Antworten auf häufig gestellte Fragen zu den Grundlagen

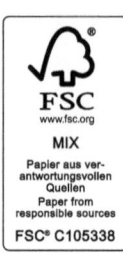

Bibliografische Information der Deutschen Nationalbibliothek:

Die Deutsche Nationalbibliothek verzeichnet diese Publikation in der Deut-
schen Nationalbibliografie; detaillierte bibliografische Daten sind im Internet
über http://dnb.dnb.de abrufbar.

© *2020 Sabine Wöger*
Illustration: Sabine Wöger
Veröffentlichung: Wolfgang Wöger
Herstellung und Verlag: BoD – Books on Demand, Norderstedt

ISBN: 978-3-7519-7064-8

Vorausgehende Gedanken

Dieses Buch entstand infolge meiner 20-jährigen Projektarbeit in oberösterreichischen Alten- und Pflegeheimen zum Thema „Hospizliche und palliative Sorge um alte Menschen". Diese Weiterbildungsmaßnahme wird in Kooperation mit der Altenbetreuungsschule des Landes Oberösterreich durchgeführt. Das ist eine Einrichtung, welche die Aus-, Fort- und Weiterbildung von Pflegekräften im geriatrischen Langzeitpflegebereich zum Ziel hat. Der Fokus dieses Projektes liegt auf dem Erwerb von Fachwissen über die geriatrische Palliativpflege, auf der Verbesserung der kommunikativen, ethischen Kompetenzen und der interdisziplinären Zusammenarbeit. Überdies wird die Entwicklung einer palliativen Haltung bei den Mitarbeitenden der Einrichtung intendiert.

Altenpflegekräfte arbeiten oft nicht *wegen* der Strukturen in den Einrichtungen, sondern vielfach *trotz* der Strukturen, die im Hinblick auf eine würdevolle Sorge- und Pflegekultur alter Menschen mancherorts bedenklich sind oder gar zu entgleisen drohen. Als ursprünglich motivierend für den Dienst in der Altenpflege wird vor allem eine individuelle und bedürfnisgerechte Pflege und Betreuung genannt, auch um einen Beitrag zur Stärkung der Würde alter Menschen, etwa durch Beziehungsarbeit, zu leisten. Doch es mangelt an Zeit, Personal und an den entsprechenden strukturellen Ressourcen, um hospizliche und palliative Konzepte in einer Einrichtung verwirklichen zu können. Stattdessen berichten Pflegepersonen von überbordender Pflegedokumentation und einem fehlgeleiteten Fokus, etwa auf Maßnahmen die Hygiene betreffend, bei gleichzeitig strengen Kontrollmaßnahmen im Hinblick auf die sorgfältige Ausführung solcher Tätigkeiten durch behördliche Kontrollorgane. Angemessen Zeit für das empathische Zuhören und Verweilen bei zuwendungsbedürftigen Bewohnenden aufzubringen und die Pflege Sterbender in Ruhe durchführen zu können, stellt für geriatrisch Pflegende eine Ausnahme dar. Fühlen sich die alten Menschen einsam oder ängstlich, erfahren es Pflegende als frustrierend, kaum oder keine Zeit für die psychosoziale Betreuung zu haben. In vielen österreichischen Alten- und Pflegeheimen sind nachts nur zwei Fachsozialbetreuende für Altenarbeit verfügbar und für die Betreuung und Pflege von durchschnittlich 120 Bewohnenden verantwortlich. Im Zuge der nächtlichen Kontrollgänge können nur die dringlichsten Bedürfnisse erfüllt werden, etwa die Inkontinenzversorgung oder die Entlastung und Pflege von Dekubitus gefährdeter Haut. Zudem verspüren demenzerkrankte Menschen nachts häufig Sehnsucht nach ihren familiären Bezugspersonen, verbunden mit dem Drang, nach Hause gehen zu müssen. Laut Gesundheits- und Krankenpflegegesetz (GuKG) ist es den Ausführenden von Pflegeassistenzberufen nicht erlaubt, Analgetika subkutan zu verabreichen (GuKG, 1997, § 83, Abs. 4). Nur Insuline und blutgerinnungshemmende Arzneimittel dürfen unter die Haut injiziert werden (ebd., Pkt. 2). Ungeachtet dessen haben alte Menschen auch nachts Schmerzen und benötigen die Fortführung einer medikamentösen Therapie.

Es besteht die Gefahr, dass die Werte, die der palliativen Betreuung und Pflege alter Menschen und deren Familien zugrunde liegen, den Standardisierungstendenzen, die längst auch die palliative Pflege alter Menschen erreicht haben, mehr und mehr zum Opfer fallen. Ist beispielsweise die Flüssigkeitsbilanz einer demenzerkrankten Person nach 24 Stunden nicht ausgewogen, wird häufig eine parenterale und subkutane Verabreichung in Erwägung gezogen. Das Trinkverhalten dieser Patient(innen)-Gruppe unterliegt natürlichen Schwankungen, die jedoch meistens über mehrere Tage hinweg und durch die Betroffenen selbst wieder ausgeglichen werden. Das Pflegepersonal benötigt vor allem für sterbende Menschen mehr Zeit. Die Pflegemaßnahmen müssen langsamer durchgeführt werden, weil ansonsten körperliches bzw. psychisches Unbehagen auftritt wie Schwindel oder Angst.

Dieses Buch soll den Lesenden eine hilfreiche Handreichung für die palliative Altenpflege sein. Es soll dazu beitragen, dass die Pflegekräfte fachliche Sicherheit gewinnen, dort wo Informationslücken bestehen oder ein fehlerhaftes Wissen vorliegt. Ich möchte die in der Altenpflege Tätigen dazu ermutigen, ihrer Berufung treu zu bleiben. Das Bewusstsein von Pflegenden für inhumanes Vorgehen soll geschärft werden, sodass sie dagegen, falls nötig, fachlich und nicht nur intuitiv argumentieren können. Sie sollen dazu ermutigt werden, alle denkbaren Möglichkeiten für die palliative Pflege der Bewohnenden und für eine respektvolle Begleitung der Angehörigen auszuschöpfen, allen Hindernissen zum Trotz. Ferner soll die Bedeutung des reflektierten pflegerischen Tuns bzw. Unterlassens, des Zusammenhalts im Team und die Sorge um die eigene Psychohygiene gestärkt werden.

Die Buchkapitel orientieren sich an häufig gestellten Fragen von geriatrisch Pflegenden zu den Grundlagen von Palliative Care.

Dank

In besonderer Weise gilt mein Dank dem pflegenden Personal in den geriatrischen Langzeitpflegeeinrichtungen. Sie pflegen mit den Bewohnenden herzliche Beziehungen und geben ihnen dadurch das Gefühl, wertvolle Mitglieder unserer Gesellschaft zu sein. Auch den Leitungskräften der Altenpflegeeinrichtungen danke ich für ihr Engagement bei der Implementierung von Hospiz- und Palliativkultur. Ich danke Frau Michaela Amerstorfer. Sie ist mit der Budgetierung und Organisation der Fort- und Weiterbildungen an der Altenbetreuungsschule des Landes Oberösterreich betraut. Seit vielen Jahren erlebe ich eine wertschätzende, konstruktive Zusammenarbeit, bei der Planung von Bildungsangeboten stets die aktuellen Herausforderungen und Entwicklungen in der Altenpflege berücksichtigend. Meinem Mann Wolfgang danke ich für die Sensibilität, mit der er sich auf meine Gedanken einlässt und mich bei der Realisierung der Buchprojekte unterstützt.

Sabina Vögel

Hinweise

Die im Buch vorgestellten Personen und ihre Lebenssituationen werden in anonymisierter Form dargelegt. Weil sie „per Sie" und mit dem Vornamen angesprochen werden wollten, ist von „Sanida", „Heinz" usw. die Rede. Selbstverständlich liegt dieser Form der Anrede eine von Respekt und Wertschätzung durchdrungene Haltung zugrunde.

Die Inhalte dieses Buches repräsentieren den Wissensstand von Juni 2020. Bitte bedenken sie, dass sich die Gesetzesquellen und -inhalte mittlerweile geändert haben könnten.

INHALT

OBERÖSTERREICHISCHES PROJEKT „HOSPIZLICHE UND PALLIATIVE SORGE UM ALTE MENSCHEN"

Das erste Kapitel informiert über das oö. Projekt „Hospizliche und palliative Sorge um alte Menschen". Die Kapitel in diesem Buch entstanden auf Basis von Fragen, welche die Teilnehmenden dieses Projektes häufig stellten sowie diskutieren und vertiefen wollten.

Beweggründe für das Projekt

Eine defizitäre interdisziplinäre palliative Betreuung

Den Ausgangspunkt für dieses Projekt bildete eine unbefriedigende, unkoordinierte, fachlich wie kommunikativ defizitäre interdisziplinäre Betreuung und Pflege von alten, vor allem schwerkranken und sterbenden Heimbewohnenden und von deren An- und Zugehörigen[1]. Pflegekräfte berichteten, dass die Schmerztherapie oftmals zu spät eingeleitet bzw. ungenügend oder nicht an die individuellen Bedürfnisse der Bewohnenden angepasst wurde. Die interdisziplinäre Kommunikation und Zusammenarbeit mit manchen Medizinerinnen und Medizinern wurde seitens der Pflegenden oftmals als *„hierarchiebetont"* und *„unbefriedigend"* erfahren. Die Pflegenden ihrerseits informierten die Ärztinnen und Ärzte nur lückenhaft über wichtige Belange, beispielsweise über die Wirkung von Schmerzmittel. Die Tätigkeit der Ärzteschaft war zudem dadurch erschwert, dass sie keine deklarierten Ansprechpersonen in den jeweiligen Wohnbereichen der Einrichtungen hatten, welche über die einzelnen Bewohnenden detaillierte Auskunft geben konnten.

---

[1] Die Begrifflichkeiten „Angehörige" und „(emotional) Zugehörige" werden im Kapitel „Angehörigenbegleitung" differenziert dargelegt.

Für die Implementierung von Palliativkultur ist die Weiterbildung einzelner Mitarbeitenden nicht ausreichend

Die Erfahrung zeigt, dass die Fort- und Weiterbildung *einzelner* Mitarbeitenden in der Regel die Ansprüche zur Implementierung von Palliativkultur in einem Alten- und Pflegeheim nicht erfüllen kann. Seit mehreren Jahren leite ich eine einjährige Weiterbildung in Palliativpflege am Berufsförderungsinstitut Linz. Die gesetzliche Grundlage zu dieser Weiterbildung ist bei Angehörigen des gehobenen Dienstes für Gesundheits- und Krankenpflege das Gesundheits- und Krankenpflegegesetz (1997, § 63, Abs. 1), ebenso bei jenen, die einen Pflegeassistenzberuf ausüben (GuKG, 1997, § 104c, Abs. 1). Die Lehrgangsteilnehmenden berichteten mir wiederholt, dass sie seitens der Leitenden der Altenpflegeeinrichtungen damit beauftragt wurden, nach Absolvierung der Weiterbildung das Pflege- und Betreuungskonzept Palliative Care in der Einrichtung zu implementieren und die Verantwortung für die Umsetzung zu übernehmen. Doch ist es einzelnen Pflegepersonen nicht möglich, diesen Auftrag zu erfüllen, weil alle anderen Mitarbeitenden den Prozess der tief gehenden Auseinandersetzung mit der Thematik, insbesondere die Entwicklung einer palliativen Haltung, nicht erfahren haben. Erfahrungsgemäß bringen die Absolvierenden der Weiterbildung das Gelernte im Praxisfeld engagiert ein. Sie stoßen jedoch auf Widerstand bzw. auf die mangelnde Bereitschaft der Kolleg*innen, sich auf neue Sichtweisen einzulassen. Nicht selten führt dies dazu, dass geschulte Einzelpersonen früher oder später ihre Tätigkeit in der Einrichtung beenden, ganz im negativen Wortsinn von „Fort-Bildung". Sie wollen ihre Kräfte nicht dafür verbrauchen, beim pflegenden Personal die Bereitschaft zur Reflexion von Einstellungen und Handlungsabläufen erst fördern zu müssen, ehe sie Palliative Care überhaupt in Ansätzen verwirklichen können.

Projektförmig angelegte Bildungsmaßnahmen mit allen Pflegepersonen einer Eirichtung erweisen sich als effektiv

Hingegen schafft ein projektförmig angelegter Lernprozess, unter Einbindung der gesamten Organisation, eine gemeinsame und nachhaltig tragfähige Basis an Wissen und Haltung. Das Bewusstsein für die Bedeutung einer wertschätzenden interdisziplinären Kommunikation wird zudem gestärkt. Eine Annahme mancher Pflegekräfte lautet, Palliativpflege sei *„reine Gefühlssache"*. Diese *„besondere Begabung"*, so ihre Einschätzung, hätten ohnehin nur einige wenige Personen. Ferner sei kein spezielles Wissen für die Pflege Sterbender erforderlich. Die Implementierung von Hospiz- und Palliativkultur erfolge zudem durch „To-do-Listen" zu bestimmten Abläufen, etwa „Checklisten zur Versorgung Verstorbener", so die Ansicht einiger Leitungs- und Pflegepersonen.

Projektstruktur und -dauer, Zielgruppe

Eintägige Basisschulung für alle Mitarbeitenden einer Alten- und Pflegeeinrichtung

Alle Pflegepersonen einer Einrichtung absolvieren eine eintägige Basisschulung im Umfang von acht Seminareinheiten zu je 45 Minuten. Mitarbeitende aus den Wirtschafts- und Funktionsbereichen der Einrichtung erhalten ebenfalls eine Einführung in zentrale Projektinhalte. Die Pflegeeinrichtungen, die sich für dieses Projekt entscheiden, erhalten seitens der Altenbetreuungsschule des Landes Oberösterreich eine finanzielle Unterstützung.

Arbeitsgruppe „Palliative Care"

Nachdem alle Pflegepersonen in einem Alten- und Pflegeheim eine Basisschulung absolviert haben, erarbeitet die „Arbeitsgruppe Palliative Care" (ARGE) jene Themenfelder vertiefend, die für die Betreuungs- und Pflegeeinrichtung besonders bedeutsam sind.

An der ARGE nehmen die pflegedienstleitende Person der Einrichtung, die mit der Leitung der einzelnen Wohnbereiche beauftragten Pflegekräfte sowie jeweils zwei Mitglieder des gehobenen Dienstes für Gesundheits- und Krankenpflege und der Pflegeassistenzberufe teil. Die ARGE trifft sich etwa fünf bis sieben Mal für jeweils drei Stunden. Zwischenzeitlich führen die Mitglieder der ARGE diverse Aufgaben durch, beispielsweise die Zusammenstellung eines Sets für die palliative Mundpflege oder die Gestaltung und Bestückung eines „Angehörigenwagens"[2]. Hausärztinnen und Hausärzte, Seelsorgende und ehrenamtliche Mitarbeitende werden dann in das Projekt eingebunden, wenn Besprechungsthemen ihren Tätigkeitsbereich bzw. die interdisziplinäre Zusammenarbeit betreffen. Dies ist bei der Ärzteschaft beispielsweise dann der Fall, wenn der Einsatz von Schmerzerfassungsinstrumenten für an Demenz erkrankte Personen evaluiert wird. Seelsorgende wirken bei der Entwicklung und Umsetzung einer würdevollen Trauer- und Abschiedskultur, etwa bei der Planung und Durchführung von Ritualen, mit.

Zwei Projektpräsentationen: für alle Mitarbeitenden und für An- und Zugehörige

Nachdem die Ergebnisse der ARGE in einem Handbuch zusammengefasst wurden, werden in der Einrichtung zwei Projektpräsentationen durchgeführt. Zuerst werden die Projektergebnisse allen Mitarbeitenden des Hauses und ebenso den regionalen und sozialen Kooperationspartnerinnen und -partnern wie dem Mobilen Palliativ- und Hospizteam oder dem pfarrlichen Besuchsdienst vorgestellt. Ein weiteres Mal werden die An- und Zugehörigen der Heimbewohnenden eingeladen, sich im Rahmen der Projektpräsentation über die palliative Betreuung und Pflege zu informieren.

---

[2] Im Kapitel „Angehörigenbegleitung" finden Sie Informationen über den „Angehörigenwagen".

Palliativmedizinischer Vortrag

Der Vortrag einer Palliativmedizinerin/eines Palliativmediziners der regional nächst gelegenen Palliativstation zum Thema „Symptomlinderung bei alten, multimorbiden und/oder demenzerkrankten Heimbewohnenden" beendet diese erste Phase des Projektes. Zu diesem Vortrag ist jene Ärzteschaft eingeladen, die Bewohnende im Alten- und Pflegeheim behandelt.

Vertiefungsworkshops

Nach etwa sechs Monaten beginnt die zweite Phase. Ich vereinbare in meiner Rolle als Projektleiterin einen weiteren Termin mit der ARGE zu einem vertiefenden Workshop. Ein solcher wird in Abständen von etwa zwei Monaten abgehalten. Die Mitglieder der ARGE fungieren im Altenheim als Ansprechpersonen für Fragen zu Palliative Care und als Multiplikator*innen. Je nach Bedarf und Interesse trifft sich die ARGE auch über mehrere Jahre hinweg. Idealerweise absolvieren zwischenzeitlich eine Person oder zwei Mitglieder der ARGE die einjährige Weiterbildung Palliativpflege gemäß GuKG (1997, § 64). Danach übernehmen diese speziell geschulten Personen die Leitung der ARGE. In der Folge wird nur noch punktuell, etwa im Falle spezifischer Fragen, eine Expertin oder ein Experte von außerhalb der Einrichtung beigezogen.

Schulung neuer Mitarbeitenden

Etwa drei Jahre nach Projektabschluss wird den neuen Mitarbeitenden der Einrichtungen erneut eine Basisschulung angeboten. Zusätzlich werden zu verschiedenen Fachthemen Workshops angedient, beispielsweise zur „Planung und Durchführung von Ritualen", über „palliatives Wundmanagement" oder zur „Gesprächsführung mit Angehörigen".

Projektinhalte und -ziele

Inhalte

Im Rahmen der eintägigen Basisschulung werden Grundhaltungen, Ziele und Werte des Pflege- und Betreuungskonzeptes Palliative Care, zentrale Ziele der Pionierin der Hospizbewegung Dr.in Cicely Saunders, die Organisationsstrukturen von Palliative Care und Möglichkeiten der organisationsübergreifenden Zusammenarbeit vermittelt. Schwerpunkte bilden zudem die Pflege Sterbender, der Transfer von palliativpflegerischem Fachwissen, beispielsweise im Hinblick auf Schmerzerfassung bei nicht kommunikationsfähigen und/oder an Demenz erkrankten Menschen, palliativpflegerische Symptomlinderung bei terminaler Rasselatmung, Mundtrockenheit, Obstipation, Dyspnoe und/oder Angst. Entwickelt wird eine Sprache für das reflektierte Tun und Unterlassen, etwa in Bezug auf die Gabe von Flüssigkeit und/oder Nahrung. Fragen, wie jene nach der Sinnhaftigkeit der Anlage einer künstlichen Ernährungssonde bei fortgeschrittener Demenz und/oder wenn eine Person vorab keine Willenserklärung verfasst hat, werden aus pflegerischer und rechtlich-ethischer Sicht diskutiert und beantwortet. Herausfordernd wird mitunter die Begleitung der An- und Zugehörigen erlebt, ein Themenbereich, an dem die Notwendigkeit und Herausforderung der Entwicklung einer palliativen Haltung besonders deutlich sichtbar wird. Weitere Themenfelder bilden „die Formen der Sterbebegleitung", „die Bedeutung der interdisziplinären Kommunikation" und „die Gestaltung einer würdevollen Trauer- und Abschiedskultur", um einige zu nennen.

Ziele

Durch dieses Projekt soll ein Verständnis für die Notwendigkeit der Änderung von einer kurativen zu einer palliativen Zielsetzung, insbesondere bei jenen Bewohnenden, welche an einer degenerativen Demenz erkrankt sind, vertieft werden. Ebenso soll eine Bewusstmachung dahingehend erfolgen, dass Personen mit dem Krankheitsbild einer degenerativen Demenz gemäß Weltgesundheitsorganisation (WHO, 2002, o. S.) dem Profil von Palliativpatient*innen entsprechen und eines ganzheitlichen Betreuungsansatzes bedürfen.

DAS PFLEGE- UND BETREUUNGSKONZEPT „PALLIATIVE CARE"

Begriffe „Hospiz" und „palliativ"

Der Begriff „Hospiz" leitet sich vom Lateinischen „hospitium" ab und bedeutet ursprünglich „Herberge" (DUDEN, o. J.a, o. S.). Es handelt sich dabei um eine stationäre Organisationsstruktur, in der Palliativpatient*innen in der letzten Phase ihres Lebens betreut werden. Die Betroffenen weisen in der Regel eine komplexe pflegerische, psychosoziale und/oder medizinische Symptomatik auf und benötigen ein hohes Maß an Betreuung und Pflege durch ein interdisziplinäres Team, weshalb eine Betreuung zu Hause oder in einem nicht spezialisierten Pflegeheim nicht möglich ist. Die Begrifflichkeit „palliativ" hat ihren Ursprung im lateinischen Wort „pallium", d. h. „Mantel", „Umhang", „Hülle", beziehungsweise „palliare", d. h. „mit einem Mantel bekleiden" (Niederau, o. J., o. S.). Der Begriff verweist auf einen ganzheitlichen Zugang im Umgang mit schwerkranken und sterbenden Menschen, dem eine palliative Haltung der Mitwirkenden eines interdisziplinären Teams zugrunde liegt.

Definition von „Palliative Care" gemäß WHO

„Palliative Care" wurde von der Weltgesundheitsorganisation erstmals 1990 definiert und 2002 in einer weiterentwickelten Fassung vorgelegt:

WHO-Definition „Palliative Care" von 1990

In englischer Sprache

Palliative care is the active total care of patients whose disease is not responsive to curative treatment. Control of pain, of other symptoms, and of psychological, social and spiritual problems is paramount. The goal of palliative care is achievement of the best possible quality of life for patients and their families [...].

Palliative Care:

◊ affirms life and regards dying as a normal process;

◊ neither hastens nor postpones death;

◊ provides relief from pain and other distressing symptoms;

◊ integrates the psychological and spiritual aspects of patient care;

◊ offers a support system to help patients live as actively as possible until death;

◊ offers a support system to help the familiy cope during the patient`s illness and in ther own bereavement. (WHO, 1990, S. 11)

Deutsche Übersetzung von Sabine Wöger

Palliative Care konzentriert sich auf jene Patient*innen, deren Erkrankung(en) nicht heilbar sind. Das vorrangige Ziel liegt in der Linderung von Schmerzen und anderen belastenden Symptomen, in psychischer, sozialer und spiritueller Hinsicht, und somit im Erreichen einer bestmöglichen Lebensqualität für Patient*innen und deren Familien [...]. Palliative Care:

◊ bejaht das Leben und erkennt Sterben als normalen Prozess an;

◊ beabsichtigt weder die Beschleunigung noch Verzögerung des Todes;

◊ unterstützt durch Linderung von Schmerzen und anderen belastenden Symptomen;

◊ integriert psychologische und spirituelle Aspekte der Betreuung;

◊ bietet Unterstützung, um Patient*innen zu helfen, ihr Leben so aktiv wie möglich bis zum Tod zu gestalten;

◊ bietet An- und Zugehörigen Unterstützung während der Erkrankungszeit der Patient*innen und ebenso in der Zeit der Trauer.

WHO-Definition „Palliative Care" von 2002

Palliative care is an approach that improves the quality of life of patients and their families facing the problem associated with life-threatening illness, through the prevention and relief of suffering by means of early identification and impeccable assessment and treatment of pain and other problems, physical, psychosocial and spiritual. Palliative care:

◊ provides relief from pain and other distressing symptoms;

◊ affirms life and regards dying as a normal process;

◊ intends neither to hasten or postpone death;

◊ integrates the psychological and spiritual aspects of patient care;

◊ offers a support system to help patients live as actively as possible until death;

◊ offers a support system to help the family cope during the patient's illness and in their own bereavement;

◊ uses a team approach to address the needs of patients and their families, including bereavement counselling, if indicated;

◊ will enhance quality of life, and may also positively influence the course of illness;

◊ is applicable early in the course of illness, in conjunction with other therapies that are intended to prolong life, such as chemotherapy or radiation therapy, and includes those investigations needed to better understand and manage distressing clinical complications. (WHO, 2002, o. S.)

Deutschsprachige Übersetzung von Sabine Wöger

Palliative Care ist ein Ansatz zur Verbesserung der Lebensqualität von Patient*innen und ihren Familien, die mit Problemen konfrontiert sind, welche mit einer lebensbedrohlichen Erkrankung einhergehen. Dies geschieht durch Vorbeugen und Lindern von Leiden durch frühzeitige Erkennung, sorgfältige Einschätzung und Behandlung von Schmerzen sowie anderen Problemen körperlicher, psychosozialer und spiritueller Art. Palliative Care:

◊ ermöglicht Linderung von Schmerzen und anderen belastenden Symptomen;
◊ bejaht das Leben und erkennt Sterben als normalen Prozess an;
◊ beabsichtigt weder die Beschleunigung noch Verzögerung des Todes;
◊ integriert psychologische und spirituelle Aspekte der Betreuung;
◊ bietet Unterstützung, um Patient*innen zu helfen, ihr Leben so aktiv wie möglich bis zum Tod zu gestalten;
◊ bietet An- und Zugehörigen Unterstützung während der Erkrankungszeit der Patient*innen und ebenso in der Zeit der Trauer;
◊ beruht auf einer interdisziplinären Teamarbeit, um den Bedürfnissen der Patient*innen und ihrer Familien zu begegnen, auch durch Beratung in der Trauerzeit, falls notwendig;
◊ intendiert die positive Beeinflussung der Lebensqualität und möglicherweise auch des Krankheitsverlaufs;
◊ kommt frühzeitig im Krankheitsverlauf zum Einsatz, auch in Verbindung mit anderen Therapien, die eine Lebensverlängerung zum Ziel haben, etwa Chemotherapie oder Bestrahlung, und schließt Untersuchungen ein, die notwendig sind, um belastende Komplikationen besser zu verstehen und um quälende Symptome zu lindern.

All jene Menschen, die die Kriterien für Palliative Care gemäß WHO (2002, o. S.) erfüllen, sind palliativ betreuungsbedürftig. Der Pflege- und Betreuungsansatz ist laut WHO nicht auf Krebserkrankungen beschränkt. Beispielsweise werden auch Menschen mit lebensbedrohlichen Erkrankungen des Nervensystems bzw. der inneren Organe palliativ betreut, ebenso jene, die an Acquired Immunodeficiency Syndrome (AIDS), an Morbus Parkinson, an Chorea Huntington oder an einer Amyotrophen Lateralsklerose (ALS) leiden. Aus der Definition geht hervor, dass ebenso an Demenz erkrankte und/oder multimoribunde Patient*innen einer palliativen Versorgung bedürfen, weil sie schwer und unheilbar erkrankt sind. Ausschlaggebend für den Beginn einer palliativen Betreuung bei Demenz ist nicht erst das schwere Krankheitsstadium oder die Todesnähe, wenn sich auch die Bemühungen aller in den letzten Tagen und Stunden des Lebens intensivieren. Palliativbegleitung beginnt bereits bei der Diagnosestellung und begleitet den gesamten Krankheitsprozess.

Ziele von Palliative Care – kurzgefasst

Alle Maßnahmen im Kontext von Palliative Care haben die Verbesserung und die möglichst langfristige Erhaltung der Lebensqualität der Erkrankten durch umfassende Symptomkontrolle zum Ziel. Die interdisziplinären Unterstützungsmaßnahmen dienen der Linderung von belastenden oder gar quälenden körperlichen, psychosozialen und spirituellen Beschwerden und der Intensivierung des Gefühls des Getragen- und Begleitetseins, sowohl bei den Erkrankten als auch bei den An- und Zugehörigen.

Was Palliative Care nicht bedeutet

Palliative Care bedeutet keinesfalls, dass therapeutisch nichts mehr getan wird. Ausdruck dieser irrtümlichen Ansicht ist beispielsweise die Annahme, dass bei Palliativpatient*innen keine Medikamente mehr verordnet werden. Ebenso unwahr ist, dass Schwerkranke und Hochbetagte, deren Lebenszeit begrenzt ist, keine kostenintensiven Therapien mehr erhalten. Stattdessen gilt, abzuwägen, welche Maßnahmen die subjektiv empfundene Lebensqualität der Betroffenen beeinträchtigen und welche diese heben.

Lebensqualität, Autonomie und Selbstbestimmung

Die Weltgesundheitsorganisation erachtet Lebensqualität als ein zentrales und multidimensionales Konzept, das soziale, geistig-spirituelle, körperliche und psychische Komponenten einschließt:

> Lebensqualität ist die subjektive Wahrnehmung einer Person über ihre Stellung im Leben in Relation zur Kultur und den Wertesystemen, in denen sie lebt und in Bezug auf ihre Ziele, Erwartungen, Maßstäbe und Anliegen. Es handelt sich um ein breites Konzept, das in komplexer Weise beeinflusst wird durch die körperliche Gesundheit einer Person, den psychischen Zustand, die sozialen Beziehungen, die persönlichen Überzeugungen und ihre Stellung zu den hervorstechenden Eigenschaften der Umwelt. (WHO, 1997, S. 1)

Während „Autonomie" die Fähigkeit bezeichnet, das Leben nach eigenen Wertvorstellungen zu gestalten, beschreibt „Selbstbestimmung" den aktuellen Ausprägungsgrad der Autonomie. Demnach kann eine Person auch dann autonom sein, wenn ihre aktuelle Fähigkeit zur Selbstbestimmung eingeschränkt ist, wie dies im Falle schwerer Erkrankungen der Fall ist. Autonomie und Selbstbestimmung stehen bisweilen in einem Spannungsverhältnis zueinander: Erkrankte brauchen die Balance zwischen der Fürsorge der Betreuenden einerseits und dem Respekt vor ihrer Fähigkeit zur Selbstbestimmung andererseits. Mit dem Krankheitsfortschritt verstärkt sich zumeist die Gewichtung in Richtung Fürsorge (Borasio, 2015, S. 23).

Es gibt keine „aus-therapierten" Patient*innen

Auf die Frage, welche Personen mit welchen Krankheiten palliativ betreuungsbedürftig sind, antworten Seminarteilnehmende oftmals: *„Wenn jemand aus-therapiert ist!"* Doch impliziert der Begriff „aus-therapiert" Hoffnungslosigkeit und die triste Aussicht, *„für mich kann niemand mehr etwas Hilfreiches tun!"* oder *„auf mich wartet nur noch ein qualvoller Sterbeprozess und der Tod."* Eine Patientin erzählte mir, wie sie sich an dem Tag, an dem ihr gesagt wurde, dass sie *„aus-therapiert"* sei, fühlte: *„Das war wie eine Zensur, eine Art Untergang. Ich spürte, das ist jetzt mein Todesurteil."*

Dieser Begriff schürt unnötigerweise Ängste und zerstört jegliche Perspektiven und Hoffnungen, die trotz schwerster Krankheit immer noch vorhanden sein können. Die real verfügbaren Möglichkeiten der Palliativmedizin zur Symptomlinderung werden im Zuge dieser Aussage ausgeblendet. Problematisch erweist sich zudem der Umstand, dass diese negativ konnotierte Begrifflichkeit den Fokus der Betreuenden primär auf die Defizite und auf diverse mit einer Erkrankung einhergehende Reduktionen lenkt und nur sekundär, wenn überhaupt (!), auf die verfügbaren und noch zu mobilisierenden Ressourcen der Erkrankten. Der Begriff „aus-therapiert" ist nicht nur gegenüber den Patient*innen, sondern auch im Gespräch mit An- und Zugehörigen zu vermeiden, denn diese wollen den schwerkranken Menschen ihre Liebe zeigen. Und dies geschieht häufig über ein konkretes Tun für die geliebte Person, beispielsweise indem eine Lieblingsspeise für sie zubereitet oder mit ihr gemeinsam der Sonnenaufgang beobachtet wird. Wie müssen sich besorgte An- und Zugehörige fühlen, würde ihnen nur gesagt wird, was alles *nicht* mehr möglich ist, ohne dabei darauf hinzuweisen, was stattdessen in anderer Weise, vielleicht in kleineren Schritten, dennoch möglich ist? Nachstehend einige negative Beispiele:

> *„Bitte bringen Sie nichts mehr zum Essen mit! Ihre Mutter verspürt keinen Hunger."*

„Die Mutter kann jetzt nicht mehr trinken und würde die Flüssigkeit aspirieren."

„Wir können Ihre Mutter nicht mehr in den Lehnstuhl mobilisieren, weil sie zu schwach ist."

Selbstverständlich ist die Befindlichkeit der Erkrankten wahrhaftig und einfühlsam gegenüber den An- und Zugehörigen zu kommunizieren, jedoch und unbedingt auch das noch Mögliche! Nachstehend einige positive Beispiele:

„Wenn Ihre Mutter auch nur ein paar Teelöffel Fruchtmus zu sich nimmt, kann sie dennoch den köstlichen Geschmack wahrnehmen."

„Damit sich Ihre Schwester beim Trinken nicht verschluckt, können wohlschmeckende Flüssigkeiten auch mit einem Mikrozerstäuber verabreicht werden."

„Um Überanstrengung durch zu langes Sitzen im Lehnstuhl zu vermeiden, gibt es auch die Möglichkeit der angenehmen Positionierung im Bett. Dann hat Ihre Mutter auch genügend Kraft, sodass sie Ihren Erzählungen auch folgen kann."

Eine palliativmedizinische Behandlung schließt weder Chemotherapie, Strahlentherapie noch eine operative Therapie aus, sofern für die Erkrankten die Vorteile dieser Maßnahmen größer sind als die Nachteile. Bei Erkrankungen mit infauster, d. h. ungünstiger Prognose verringern sich zwar die Heilungschancen, nicht jedoch die Maßnahmen zur Symptomlinderung und somit das subjektive Wohlbefinden. Da die Therapie nicht endet, sondern unter einer anderen Zielsetzung weitergeführt wird, gibt es auch keine „austherapierten" Patient*innen.

Erste Hospize im Christentum

Die Existenz der ersten Hospize fällt mit dem Beginn des Christentums im 1. Jahrhundert zusammen. Bereits im Römischen Reich fanden Bedürftige, Kranke und Sterbende in Hospizen Unterkunft und Hilfe. Anfangs leiteten religiös engagierte Personen diese Einrichtungen. Ab dem 4. Jahrhundert wurde diese Aufgabe nach und nach von den damals entstehenden Ordensgemeinschaften übernommen. Für das Christentum war Jerusalem bzw. das Heilige Land als Stätte des Wirkens Christi und als Ausgangspunkt seiner Lehre von zentraler Bedeutung. Die Verehrung von Märtyrern und von für heilig angesehenen Menschen motivierte zum Besuch jener Orte, wo diese wirkten. Der Glaube, Gott und somit dem Heiligen an einem solchen Ort begegnen zu können, auch der Wunsch, sich selbst auf dem Weg dorthin religiös zu vertiefen, förderte die Entwicklung des Pilgerwesens (Dorninger, o. J., S. 1–2).

Im Mittelalter ist der Grundgedanke von „Hospitalität" zentral

Im Mittelalter, in der Zeit zwischen dem 6. und 14. Jahrhundert, bildeten sich eigene Hospitalorden, die vor allem in entlegenen Gebieten entlang gefährlicher Wegpassagen wie Alpenpässe und Flussübergänge den Pilgernden, Kranken und Sterbenden Unterkunft und Hilfe anboten. Zur selben Zeit existierten auch in Europa Bruderschaften, die sich des Schutzes der Pilgernden sowie der Versorgung der Armen und Kranken annahmen. Der damalige Grundgedanke war „Hospitalität" im ursprünglichen Sinne von „Gastfreundschaft" (DUDEN, o. J.b, o. S.). Während der Zeit der Kreuzzüge gründeten christliche Orden entlang der Kreuzfahrerrouten Hospize, in denen Kranke und Verwundete versorgt und Reisenden eine Herberge geboten wurde. An den großen Pilgerwegen entlang der „Via Sancti Jacobi" in Frankreich, in Nordspanien oder an der „Via Francigena" in Italien fanden sich diverse Unterkünfte, Herbergen, Hospitäler und ebenso Hospize, in denen vor allem arme Pilgernde unentgeltlich verpflegt wurden. Die Hospize wurden an prominenten Orten errichtet, etwa entlang der Pässe „Somport" in den Pyrenäen, „Großer St. Bernhard" und „Gotthard" in den Alpen, an Fluss-übergängen bei der „Rhônebrücke" in Avignon im Südosten Frankreichs oder in „Puente la Reina" in Spanien. Die kostenlose Verpflegung für ärmere Pilgernde konnte jedoch nicht von allen Hospizen bzw. Hospitälern beständig geleistet werden, weshalb sie zeitlich limitiert war (Dorninger, o. J., S. 5–6).

Im 12. Jahrhundert, zur Zeit der Kreuzzüge, wurden die Ritteror-den gegründet. Die Ordensritter waren Mönche und Ritter zu-gleich. Sie sorgten für das sichere Geleit der Pilgernden zu den Wallfahrtsorten. Zu Beginn des Jahrhunderts einte „Raymond du Puy", 1083–1158, eine Bruderschaft zum „Johanniterorden" (Schäfer, J., 2019, o. S.). Der Orden wirkte in einem bereits vor Beginn des ersten Kreuzzuges in Jerusalem erbauten Hospitals, dem sich Kreuzfahrer zugesellten, um Verwundete und Pilgernde zu pflegen. Die primäre Aufgabe von Hospizen lag in dieser Zeit im Bereitstellen von Unterkünften für die Pilgernden.

Hospize werden von Seuchenhäusern abgelöst

Mitte des 15. Jahrhunderts, in der Zeit nach den Kreuzzügen und Pilgerreisen, wurden die Hospize von „Seuchenhäusern" abge-löst, wodurch sie eine weitere Profilierung erfuhren. Zu dieser Zeit wurde in Europa die Pest von Asien über den Seeweg einge-schleppt. Diese Seuche, die sich entlang der Handelsstraßen über den gesamten Kontinent ausbreite, wurde auch als „Schwarzer Tod" bezeichnet. Die Menschen interpretierten die tödliche Krankheit als eine Strafe Gottes und fühlten sich umso mehr zum Besuch von Gottesdiensten motiviert, was zur rasend schnellen Verbreitung der Erkrankung führte. Damals gab es noch kein Wissen über Krankheitserreger, über den Schutz vor Ansteckung und Therapiemöglichkeiten. Um einer weiteren Ver-breitung entgegenzuwirken, entstanden die Seuchenhäuser außerhalb der Städte, in denen Schwerstkranke und Sterbende in christlicher Nächstenliebe gepflegt wurden. Die Seuche forderte allein in Europa mehr als 20 Millionen Menschenleben (Bulst, 2011, o. S.).

Krankenhäuser übernehmen hospizliche Aufgaben

In der Neuzeit, Anfang des 16. Jahrhunderts, übernahmen Krankenhäuser die Aufgaben der Hospize. Ihr Schwerpunkt lag auf der Behandlung körperlicher Beschwerden. Psychischen, sozialen und spirituellen Bedürfnissen wurde in dieser Zeit noch wenig Aufmerksamkeit geschenkt. Zunehmend galt der Tod bei der Ärzteschaft als ein Versagen der medizinischen Kunst, weshalb sie sich vorwiegend auf diejenigen konzentrierte, bei denen noch Hoffnung auf Heilung bestand (Platow & Böcher, 2010, S. 90–91).

Pionierinnen von Palliative Care

Mary Aikenhead

Mary Aikenhead, 1787–1858, wurde in Cork in Irland geboren. Bereits als 15-Jährige war sie Feministin und Pionierin der „Anglikanischen Gemeinschaft". Danach konvertierte sie zum römisch-katholischen Glauben. 1815 gründete sie gemeinsam mit Alicia Walsh nach Abschluss ihres Noviziats die Kongregation „Religious Sisters of Charity", „Religiöse Schwestern der Barmherzigkeit", als Antwort auf die wachsende Armut in der Stadt. Der Orden nahm sich der Pflege sterbender Menschen gemäß dem Motto „Caritas Christi urget nos", das bedeutet „die Liebe Christi drängt uns" (Anmerkung der Verfasserin: „zum Handeln und Helfen"), an. Zu dieser Zeit gab es in Dublin doppelt so viele Tuberkulose-Erkrankungen wie in London und Glasgow, jene von Typhus und Masern waren sogar dreimal so hoch wie die in London.

Dublin hatte 1889 die höchste Todesrate von allen europäischen und nordamerikanischen Städten. Nur beispielsweise jene von

Kalkutta war noch höher. Aikenhead gründete für die Armen, sozial Benachteiligten, Kranken und Sterbenden 13 Häuser in Irland. 1834 gründete sie in St. Stephens` Green das „St. Vincents` Hospital". Es war das erste von Frauen gegründete und geführte Spital und Vorläufer des „St. Vincents` University Hospital" in Elm Park.

Aikenhead erwarb „Greenmount", ein Gebäude aus dem späten 18. Jahrhundert, das sich auf dem ländlichen Gebiet des „Harolds` Cross" befand und zog 1845 mit der Kongregation dort ein. Die Ordensschwestern nannten das Haus „Our Ladys` Mount". Weitere Gebäude wurden errichtet, etwa eine Abendschule für Frauen und Mädchen, eine Sonntagsschule und eine Ganztagsschule. Ab 1879 wurden im Zuge der Pockenepidemie in Dublin in Our Ladys` Mount vor allem Pockenerkrankte betreut. Eine Ordensnovizin infizierte sich und steckte weitere 16 Ordensfrauen mit dem Virus an. Obwohl alle überlebten, war es ratsam, eine Niederlassung noch weiter von der Stadt entfernt zu suchen, zumal die Schwesterngemeinschaft zahlenmäßig gestiegen war. Es wurde eine Liegenschaft bei Milltown gekauft und in „Mount St. Annes`" umbenannt. Die Kongregation überlegte die Eröffnung eines Hospizes. Aus den Dokumentationen zweier Ordensfrauen geht hervor, dass sich die Schwestern belastet fühlten, weil sie jene Menschen, die zu Hause keine adäquate Versorgung erfuhren oder von den Ärzten als unheilbar eingeschätzt wurden, entlassen werden mussten, weil das Mount St. Annes` nicht als Hospiz geführt wurde. Die Ordensfrauen hatten viele Sorgen: der Bettenmangel, die Angst vor Übertragung des Pockenvirus auf andere Erkrankte, ein Mangel an effektiven Behandlungsmethoden und die Präferenz des medizinischen Personals, vorwiegend jene zu behandeln, denen geholfen werden konnte, auch wenn es in dieser Zeit die wenigsten waren. Die Zurückhaltung gegenüber unheilbar Erkrankten war zu dieser Zeit gängig und für Aikenhead schließlich die hauptsächliche Motivation für die Gründung eines Hospizes.

1879, nach Aikenheads Tod, gründete die Kongregation das „Our Ladys` Hospice" in Harolds Cross. Das Haus wurde mit neun Betten eröffnet. Es sollte die Betreuung von Akuterkrankten gewährleisten und sich strukturell von einem Krankenhaus unterscheiden. 1880 wurde es auf vierzig Betten aufgestockt und durch Fundraising finanziert. Auch die Armen spendeten Geld für das Hospiz. Wegen des erhöhten Betreuungsbedarfs Schwerkranker wurde 1886 der Grundstein für ein weiteres Hospiz in Dublin gelegt. Alle Bedürftigen, unabhängig von der religiösen Orientierung, von Status und Vermögen, wurden in diesem Hospiz betreut. Der Orden eröffnete 1905 das „St. Josephs` Hospice" in London, in dem auch Cicely Saunders, die Begründerin der modernen Hospizbewegung, arbeitete. Das „Mary Aikenhead Heritage Centre" informiert über Leben und Werk dieser außergewöhnlichen Ordensfrau, die sich unermüdlich für wohltätige Zwecke einsetzte. Das Informationszentrum befindet sich im „Our Ladys` Hospice" in Harolds` Cross in Dublin, wo Aikenhead ihre letzten Lebensjahre verbrachte, ehe sie im Alter von 71 Jahren starb (Harold`s Cross, o. J., o. S.).

Eine Stärkung erfuhr die aufkommende Renaissance des ursprünglichen Hospizgedankens durch die Forschungstätigkeit der Schweizer Ärztin und Thanatologin Dr.in Elisabeth Kübler-Ross, 1926–2004. Sie wurde als Drillingsschwester in Zürich geboren. 17-jährig arbeitete sie als angehende Laborantin in einem biochemischen Forschungslabor und leistete nach dem Ende des Zweiten Weltkrieges Freiwilligendienst im Internationalen Friedensdienst (IFD). 1947 und nach positivem Abschluss der Ausbildung zur Laborantin war sie in der Augenabteilung des Universitätsklinikums in Zürich tätig. Bei einem weiteren Hilfseinsatz des IFD in Polen besuchte sie in Maidanek ein ehemaliges Konzentrationslager und sah Schmetterlinge, die von den inhaftierten Kindern in die Wände geritzt worden waren. Kübler-Ross war davon tief berührt. Über die Metapher des sich entpuppenden Schmetterlings verdeutlichte sie später vor allem (sterbenden) Kindern den Übergang vom Leben zum Tod.

1957 promovierte sie in Medizin an der Züricher Universität. Mit dem US-amerikanischen Arzt Emanuel Ross, den sie 1958 heiratete, übersiedelte sie noch im selben Jahr in die USA. Als Psychiaterin war sie in bedeutenden US-amerikanischen Krankenhäusern tätig. 1969 veröffentlichte sie das bedeutende Buch „On death and dying", zu Deutsch „Interviews mit Sterbenden", in dem sie „Die fünf Phasen des Sterbens" beschrieb, die sie „Leugnung", „Zorn", „Verhandeln", „Depression" und „Zustimmung" nannte. 1978 errichtete Kübler-Ross das Forschungs- und Heilungsinstitut „Shanti Nilaya" in Kalifornien. Ihre Beobachtungen und vielfach dokumentierten Gespräche mit Schwerkranken trugen wesentlich zur Enttabuisierung menschlicher Sterblichkeit und zur Entwicklung des heutigen Wissensstandes über die Bedürfnisse Sterbender bei.

Im Rahmen von Workshops und Vorträgen, die sie in vielen Ländern durchführte, gab sie der Ärzteschaft, den Pflegekräften,

Sozialarbeitenden und Seelsorgenden entscheidende Impulse zum Umgang mit sterbenden und trauernden Menschen. Eine ihrer Kernbotschaften lautete, dass die Helfenden zuerst ihre eigenen Ängste bewältigen sollten, ehe sie sich den Menschen am Lebensende zuwenden. Mit ihrem Plan, ein Hospiz für an AIDS erkrankte Kinder nach dem Vorbild der englischen Ärztin Dr.[in] Cicely Saunders zu errichten, scheiterte sie (Probst, 2013, S. 7–9).

Später berichtete Kübler-Ross vor allem über die Erlebnisse klinisch Toter und über ihre eigenen Kontakte mit Geistwesen. Sie verteidigte ihre Auffassungen hartnäckig. Trotz vielfacher Verdienste verlor sie an Ansehen in der psychologischen und psychiatrischen Fachwelt (Kolling, 2020). In einem Gespräch mit „DIE WELT" am 26.08.1998 sagte die Sterbeforscherin: *„Es gibt keinen Tod. Der Tod ist nur ein Übergang in eine andere Frequenz und ein wunderbares Erlebnis. Das Leben ist viel schwerer als der Tod. Die Angst vor dem Tod ist unbegründet."*

2003 erschien der Dokumentarfilm über das Leben und Werk der Sterbeforscherin mit dem Titel „Dem Tod ins Gesicht sehen". Im Zentrum des Films stehen Interviews mit Kübler-Ross, ihren Freunden und Wegbegleitenden (Haupt, 2003, Kinofilm). Nach mehreren Schlaganfällen verstarb Kübler-Ross 2004 in ihrem Haus in Scottsdale, in der Wüste von Arizona. Sie hatte wiederholt gesagt, dass sie ihren eigenen Tod kaum erwarten könne. Ihr Nachlass wird von der ehrenamtlich tätigen Organisation „The Elisabeth Kübler-Ross Foundation" verwaltet (EKR, 2020, o. S.).

Sobald die Bedrängnisse des Lebens abfallen, begegnen uns die Sterbenden plötzlich ganz schlicht und einfach und so voll Liebe. Manchmal scheint es, als kämen sie für einen kurzen Augenblick zurück, erfüllt von dem, was sie von der Ewigkeit schon geschaut haben. Dann sind sie erlöst und beglückt, als hätten sie keine Fragen mehr. Und so leicht, als ob sie über sich selbst lächeln wollten. Eine solche Freude kann auch uns nur glücklich machen. (Cicely Saunders in: Cadeggianini, 1989, Kap. 1, Film)

Eine Wiederbelebung erfuhr der ursprüngliche Hospizgedanke durch die in England geborene Krankenschwester, Sozialarbeiterin und spätere Ärztin Dr.[in] Cicely Mary Strode Saunders, 1916–2005, die sich in besonderer Weise den Bedürfnissen Sterbender annahm. Wenn es auch nicht ihre Absicht war, eine Bewegung ins Leben zu rufen, so gilt sie dennoch als die Begründerin der modernen Hospizbewegung (Holder-Franz, 2012, S. 101).

Nach dem Zweiten Weltkrieg begann sie eine Ausbildung zur Krankenschwester. Aufgrund eines schmerzvollen Rückenleidens, an dem sie von Jugend an litt, konnte sie den Beruf nicht ausüben. Danach war sie in Oxford als Sozialarbeiterin tätig. Die Schmerzbekämpfung war damals noch unzureichend. Um hier etwas zu verändern, musste die 33-Jährige erst einmal Medizin studieren. 1947 trat sie mit 29 Jahren eine Stelle als „Fürsorgerin" am St. Thomas Hospital in London an, wo sie erstmals mit Krebserkrankten konfrontiert war. Dort begegnete sie dem polnischen Juden David Tasma. David war 40 Jahre alt, agnostisch und unheilbar an Krebs erkrankt. Zwischen Cicely und David entwickelte sich eine liebende Beziehung. Die beiden führten tief greifende Gespräche: *„Er hat mir ein Fenster geöffnet, sodass ich verstehen konnte, was es bedeutet, am Ende eines scheinbar unerfüllten Lebens dem Tod zu begegnen. Wenn ich an ihn denke, habe ich irgendwie das Gefühl, die Erfüllung kam erst nach dem Tod"* (Cadeggianini, 1989, Kap.

3, Film). Durch diese Begegnung bildete sich Cicelys Vision, ein Hospiz zu erbauen, immer stärker heraus. Sie sprach darüber mit David. Die räumliche Enge in den Krankenhäusern sowie die starke Orientierung an der Reparaturmedizin, bei der das Sterben als Scheitern ärztlicher Bemühungen angesehen wurde, charakterisierten für sie ein inhumanes Sterben. Mit den Worten *„Ich werde ein Fenster sein in deinem Haus"* (ebd.) hinterließ ihr David 500 Pfund. Er hatte dadurch eine Möglichkeit gefunden, nach seinem Tod in der Welt eine Spur zu hinterlassen. Saunders sagte später, dass dies das erste Geschenk des Gründungspatienten für das St. Christopher Hospiz und für die gesamte Hospizbewegung war.

Cicely widmete sich nach der Beendigung ihres Medizinstudiums im St. Marys` Hospital in Paddington und im St. Josephs` Hospice der Schmerztherapie schwerkranker Menschen am Lebensende. Mit neuen schmerztherapeutischen Methoden und liebevoller Zuwendung ermöglichte sie Schwerkranken, bis zum letzten Augenblick schmerzfrei und bewusst zu leben. Sie gab den Kranken regelmäßig Medikamente, um Schmerzen erst gar nicht entstehen zu lassen. Ab 1959 war sie mit der Planung für das erste Hospiz der Neuzeit, das „St. Christophers` Hospice" in Sydenham, ein Vorort von London, befasst. 1965 begannen die Bauarbeiten und am 13. Juli 1967 konnte die erste Patientin in das Hospiz aufgenommen werden. Das Hospiz, dessen Namen an den Schutzpatron der Reisenden erinnern sollte, wurde um das Fenster, das sie David Tasma gewidmet hatte, herumgebaut. Dieses Haus sollte Forschungsstätte sein und weltweit eine Vorbildwirkung für die Betreuung sterbenskranker Menschen einnehmen (Heller, Pleschberger, Fink & Gronemeyer, 2013, S. 32). Nach und nach wurde das Haus um eine Forschungsabteilung und ein Studienzentrum erweitert. Es gilt heute als Ausgangspunkt der modernen Hospizbewegung, die in den letzten vier Jahrzehnten einen beispiellosen Aufschwung, inzwischen auch in den osteuropäischen Ländern, nahm. Ohne die Vision, das Engagement, die Kompetenz und die Persönlichkeit von Cicely Saunders wäre die Hospizbewegung nicht nur in England, sondern auch international nicht das, was sie heute ist. Mit ihrem Konzept des „Total pain", in dem Saunders die Mehrdimensionalität des Schmerzes in körperlicher, emotionaler, psychosozialer und spiritueller Hinsicht betonte, wurde sie zur Vorreiterin eines ganzheitlichen Zugangs zu Palliative Care: *„By 1964 it was noted that the single word pain could refer to ‚total pain‘ with mental distress and social and spiritual problems, with patients making such statement as ‚it seemed that all of me is wrong‘"* (Saunders, 2006, S. 271–272).

Für ihren Einsatz erhielt Saunders internationale Ehrungen, etwa das Ehrendoktorat der Universität Yale, mit dem vor allem die Verschränkung empirischer Forschung mit dem christlichen Glauben gewürdigt wurde (Holder-Franz, 2012, S. 101). Von Königin Elisabeth II. von England wurde sie in den Adelsstand erhoben. Für ihre Verdienste an der Schnittstelle zwischen Wissenschaft und Religion erhielt sie den Templeton-Preis, eine weltweit hoch dotierte Auszeichnung für Verdienste an der Schnittstelle zwischen Wissenschaft und Religion. Derselbe Preis ging 1973 auch an Mutter Teresa. Von England aus breitete sich das Hospizwesen aus und erfuhr dabei eine fortschreitende Differenzierung, etwa durch die Unterteilung in ambulante und stationäre Hospizeinrichtungen und auch in Kinderhospize.

2004 wurde bei Cicely Saunders metastasierter Brustkrebs diagnostiziert. Sie wurde im St. Thomas Hospital, in dem sie zur Krankenschwester ausgebildet wurde und sie David Tasma kennengelernt hatte, behandelt. In dem von ihr gegründeten Hospiz verstarb Saunders am 14. Juli 2005 im Alter von 87 Jahren (Holder-Franz, 2012, S. 104). Es wird berichtet, dass sie dort täglich und genussvoll ein Glas Whiskey mit Eis zu sich genommen habe (Heller et al., 2013, S. 36).

„Hildegard Teuschl vereinte in ihrer Person eine große Denkerin, eine geniale, innovative Praktikerin und eine Frau mit großem Herzen und starken (sic!) *Glauben."*
(Dachverband Hospiz Österreich, o. J., o. S.)

Die in Wien geborene Mag.[a] Hildegard Teuschl CS, 1937–2005, war eine bedeutende Wegbereiterin der Hospiz- und Palliativarbeit in Österreich. Nach dem Lehramtsstudium trat sie 1962 der Schwesterngemeinschaft Caritas Socialis in Wien bei. Teuschl war von Hildegard Burjan, 1883–1933, Gründerin der geistlichen Gemeinschaft Caritas Socialis in Wien, tief beeindruckt. Burjan engagierte sich insbesondere für die Rechte der Frauen (Caritas Socialis, 2019, o. S.). Ab 1966 war sie die Direktorin des Caritas-Ausbildungszentrums für Sozialberufe in Wien und Gründerin zahlreicher Sozialberufsausbildungszweige, zum Beispiel Fachschulen für Sozialarbeit, Altendienste und Behindertenarbeit. Inspiriert durch den Dokumentarfilm „Noch 16 Tage – eine Sterbeklinik in London[3]" veranstaltete Teuschl von 1978 bis 1979 erstmalig einen Kurs für Sterbebegleitung (Höfler, 2001, S. 8). Von 1987 bis 1996 war Teuschl Vorstandsmitglied der 1987 gegründeten Österreich-Sektion der „Internationalen Gesellschaft für Sterbebegleitung und Lebensbeistand" (IGSL, o. J., o. S.). In dieser Zeit wurde seitens der IGSL eine erste „Willenserklärung zur Entängstigung und Hilfe für den Arzt" formuliert (Höfler, 2001, S. 12). Von 1993 bis 2008 war Teuschl Vorsitzende des 1993 gegründeten Dachverbands Hospiz Österreich. Auch an der Gründung des ersten mobilen Hospizteams 1989 war sie beteiligt, um anschließend die Hospizgründungen in anderen Bundesländern zu unterstützen.

---

[3] Weitere Informationen über den Film „Noch 16 Tage – eine Sterbeklinik in London" sind im Kapitel „Entwicklung der Hospizbewegung in Österreich" nachzulesen.

Teuschl organisierte erste Kurse für Lebens-, Sterbe- und Trauerbegleitung für ehrenamtlich Tätige und war ab 1998 Mitbegründerin der interdisziplinären Basislehrgänge für Palliative Care in Österreich. 1999 gründete sie die Kardinal König Akademie in Wien-Lainz mit den Abteilungen Sozialmanagement und Palliative Care, deren Vorsitzende sie bis 2005 war. Ein wichtiger Meilenstein war die Parlamentarische Enquete 2001, bei der sich alle österreichischen Parteien für die Hospizbegleitung und gegen aktive Sterbehilfe aussprachen (Republik Österreich, 2018, o. S.). Von 2005 bis 2006 begleitete Teuschl das Akkreditierungsverfahren für die Universitätslehrgänge Palliative Care an der Paracelsus Medizinischen Privatuniversität in Salzburg und den Ausbau der dreistufigen berufsbegleitenden akademischen Palliativausbildung (Dachverband Hospiz Österreich, o. J., o. S.; Dirnberger, 2009, o. S.).

Ingeborg Jonen-Thielemann

Ingeborg Jonen-Thielemann wurde 1941 in Köln geboren. Sie ist eine Pionierin der Palliativarbeit und eine erfahrene Palliativmedizinerin. Zudem ist sie Mitbegründerin der Deutschen Gesellschaft für Palliativmedizin, deren Vorstandsmitglied sie von 1994 bis 2002 war (Klinkhammer, 2007, o. S.), und ebenso Begründerin der ersten Palliativstation Deutschlands an der Universitätsklinik Köln, wo sie 1976 ihre Tätigkeit als Ärztin begann. Sie setzte sich für die Implementierung einer Nachsorgesprechstunde, die es bislang noch nicht gab, ein. Krebserkrankte Patient*innen wurden regelmäßig nachuntersucht. Im Falle eines Rezidivs wurden weitere medizinische Interventionen überlegt. *„Wenn Patienten in einem Endstadium praktisch waren und es ihnen ganz erbärmlich ging, weil der Tumor so weit fortgeschritten war, […] dann gab es für diese Menschen kein Bett im Klinikum. Dafür war die Universitätsklinik nicht eingerichtet"* (Körfgen, 2019, o. S.). Für die Betroffenen war dies eine herbe Enttäuschung. Dr.ⁱⁿ Jonen-Thielemann suchte das Gespräch mit ihrem Vorgesetzten: *„So geht das nicht"* (Körfgen, 2019, o. S.). Sie regte 1984 die Errichtung einer kleinen Abteilung für diese Schwerkranken an, was dieser unterstützte. Zu dieser Zeit gab es in Deutschland noch keine hospizlichen und palliativen Einrichtungen. Schwierig erwies sich vor allem die Finanzierung.

Dr.in Mildred Scheel, 1931–1985, die Ehefrau des damaligen deutschen Bundespräsidenten Walter Scheel, nutzte ihre Bekanntheit und gründete die Deutsche Krebshilfe, deren Präsidentin sie von 1979 bis 1985 war. Sie unterstützte die Pläne ihrer Arztkollegin und bemühte sich um eine Finanzierung. Nicht nur Spendenaufrufe *gegen den Krebs* gab es, so Jonen-Thielemann (Körfgen, 2019, o. S.), ebenso sollten auch für das humane Sterben Krebserkrankter Spenden gesammelt werden. Im Klinikum Köln wurden vier ehemalige Doppelzimmer mit fünf ausrangierten Betten als Palliativstation eingerichtet. Die Warteliste war innerhalb kurzer Zeit rasch gefüllt. Am 7. April 1983 wurde der erste Patient mit fortgeschrittenem Kolonkarzinom aufgenommen. *Es war alles erst mal Learning by doing* (Körfgen, 2019, o. S.). In Deutschland kam zu dieser Zeit das Wort „Sterben" im Studium nicht vor. Stattdessen wurde vom tödlichen Ausgang, vom „Exitus letalis", gesprochen. Konnte jemand nicht geheilt werden, war dies ein beschämender Misserfolg der Medizinerinnen und Mediziner. Auch gab es damals kaum Literatur über die Palliativmedizin. Die Öffentlichkeitsarbeit über die Notwendigkeit des Ausbaus von Palliativstationen fiel auf fruchtbaren Boden. Im Dezember 1992 übersiedelte die Palliativstation in das Mildred-Scheel-Haus, knapp zehn Jahre, nachdem die Station im Klinikum Köln eröffnet worden war. 1983 gab es erstmals einen Studentenkurs in Palliativmedizin. Nach langem und intensivem Einsatz gelang es 2009, das Fach Palliativmedizin als Prüfungsfach im Medizinstudium zu etablieren.

Film „Noch 16 Tage – eine Sterbeklinik in London"

Der deutschsprachige 30-minütige Film von Siegfried Braun und Reinhold Iblaker von 1971[4] gab erstmals Einblicke in eine Sterbeklinik, das St. Christopher Hospice in London. Der Film thematisiert das Sterben und den Tod auf würdige und realitätsnahe Weise. Im Zentrum steht das Leben der Erkrankten und ihrer Angehörigen, welche vor allem die Atmosphäre im Hospiz, damals war in diesem Zusammenhang auch noch von „Sterbeklinik" die Rede, schätzten. Die Gemeinschaft wurde gefördert, beispielsweise durch gemeinsam zelebrierte Gottesdienste. Interessant sind in diesem Film die Interviews mit Dr.[in] Cicely Saunders, Dr.[in] Albertine Winner und Dr. Robert Twycross, die den Umgang mit Wahrhaftigkeit, dem dosisadäquaten Einsatz von Schmerzmitteln, mit der Menschlichkeit, der überkonfessionellen Begleitung und mit der Bedeutung des Reflektierens des Vorgehens seitens der Behandelnden zum Inhalt haben. Als schockierend wurde vor allem eine letzte und stille Szene erlebt, in der eine verstorbene Frau zu sehen war. Selbst 26 Jahre nach Kriegsende erinnerte die Realität der Sterblichkeit viele immer noch an den eigenen Verlustschmerz geliebter Menschen (Gramm, o. J., o. S.).

Erste Entwicklungsbemühungen der Hospizarbeit in Österreich

Im internationalen Vergleich kam es in Österreich zu einer verzögerten Entwicklung der Hospizbewegung. Bis zum Ende der 1980er-Jahre war der Hospizgedanke in der Öffentlichkeit weitgehend unbekannt und nur einige wenige engagierte Personen

---

[4] Der Film „Noch 16 Tage – eine Sterbeklinik in London" ist im Handel vergriffen. Er kann über folgende Adresse bezogen werden (für ca. 80€): FWU Institut für Film und Bild in Wissenschaft und Unterricht. Gemeinnützige GmbH Anna-Maria Schwannberger; Bavariafilmplatz 3, D-82031 Gründwald.

versuchten, diesen voranzutreiben. Durch die Gründung der österreichischen Sektion der „Internationalen Gesellschaft für Sterbebegleitung und Lebensbeistand" wurden erste Schritte zur Vernetzung dieser Personen und Gruppen begangen (Höfler, 2001, S. 14). Erste Aus- und Fortbildungslehrgänge für helfende Berufe im Umgang mit Sterben und Tod wurden durchgeführt. Zwischen 1978 und 1988 gab es in Österreich Weiterbildungsangebote für die Sterbebegleitung in kirchlichen Bildungshäusern und Caritas-Lehranstalten. Arbeitskreise diskutierten über die Defizite der Betreuung Sterbender in den Spitälern (Teuschl, 2006, S. 16–17).

Die Mordserie von Lainz führte zu einer umfassenden Reform des Pflegewesens

1988 wurde Österreich durch eine menschliche Katastrophe im Krankenhaus Lainz in Wien-Hietzing erschüttert. Die vier Stationsgehilfinnen Waltraud Wagner, Irene Leidolf, Stefanija Meyer und Maria Gruber töteten geriatrische und multimoribunde Menschen. Wenn auch Todesfälle im entsprechenden Pavillon alltäglich waren, so löste das gehäufte Sterben während der Schichten von Wagner nicht nur makabre Späße, sondern auch ernsthafte Besorgnis aus. Im April 1988 erzählte eine Hilfsschwester einem Arzt von dem Gerücht, dass auf „Station D" alte Menschen mit Rohypnol® ruhiggestellt werden. Der Bericht wurde an den ärztlichen Leiter des Krankenhauses weitergeleitet, woraufhin dieser Anzeige erstattete. Eine erste Autopsie blieb ergebnislos. Die Polizei stieß bei ihren Befragungen auf der Station auf Schweigen, woraufhin die Ermittlungen eingestellt wurden. Ein Jahr später, am 7. April 1989, erstattete der leitende Arzt erneut Anzeige, da bei zwei Patienten auf unerklärliche Weise der Blutzuckerspiegel stark abgesunken war, was den Verdacht auf eine hoch dosierte Gabe von Insulin erhärtete. Nach ihrer Festnahme gestanden die vier Hilfsschwestern, dass sie zahlreichen Menschen tödliche Dosen von Rohypnol® und Insulin verabreicht hatten – angeblich aus Mitleid. Doch dem stand die Tatsache gegenüber, dass nicht

42

alle Getöteten im Sterben lagen bzw. waren sie frei von belastenden Symptomen. Qualvoll kamen sie durch eine von den Mordenden als „Mundpflege" bezeichnete Methode ums Leben. Dabei drückten die Hilfsschwestern ihren wehrlosen Opfern mit einem Spatel die Zunge nach unten und flößten ihnen Wasser ein. Auf diese Weise kann Wasser nicht mehr geschluckt, sondern muss eingeatmet werden. Manchmal entschieden die Hilfspflegerinnen während einer Rauchpause, wer an diesem Tag sterben sollte. Wagner: *„Wer mich ärgert, bekommt ein Gratisbett beim lieben Gott"* (Kronbichler, 2019, o. S.). Bei den exhumierten Leichen wurden Rückstände der Schlaf- und Beruhigungsmittel Rohyponol® und Dominal® festgestellt. Wagner gestand 49 Morde. Im Januar 1991 wurden Wagner und Leidolf zu lebenslanger Haft verurteilt, Meyer zu zwanzig und Gruber zu zwölf Jahren Freiheitsstrafe. Heute sind alle wieder frei.

Das Spitalwesen wies zu dieser Zeit gravierende Mängel auf. Es fehlte an medizinischem und pflegerischem Personal. Hilfspersonal übernahm Tätigkeiten, für die es nicht ausgebildet war, etwa die Gabe von Injektionen. Zudem wurde die Gabe von Medikamenten nicht ordnungsgemäß dokumentiert (Kronbichler, 2019, o. S.). Der Skandal führte zu grundlegenden Reorganisationen. Bis 1992 stieg im Krankenhaus die Zahl der Ärztinnen und Ärzte um 15 %, die der diplomierten Pflegepersonen um 10 % und die der Abteilungshelfenden um 120 %. Zudem wurden eine Ethikkommission und eine weitere Kommission für Humanität im Krankenhaus eingerichtet. 1993 wurde das Spital von „Lainz" auf „Krankenhaus Hietzing" (heute „Klinik Hietzing") umbenannt. Die an das Krankenhaus angeschlossenen Pflegestationen wurden von nun an als „Geriatriezentrum Am Wienerwald" bezeichnet (Wiener Stadt- und Landesarchiv, 2020, o. S.). 2011 verfilmte der Regisseur Peter Kern das Drama. Der Film trägt den Titel „Die Mörderschwestern" (Kern, 2011).

In der Hospizbewegung, diese war anfangs eine Bürger*innen-Bewegung, leisteten ehrenamtlich Tätige durch ihren hohen persönlichen Einsatz wesentliche Aufbauarbeit. Die ersten ambulanten Hospizteams der Caritas Wien und der Schwesterngemeinschaft Caritas Sozialis nahmen 1989 ihre Arbeit auf. Schwerkranke und Sterbende wurden unentgeltlich zu Hause und ganzheitlich betreut. Auch die Angehörigen erfuhren Begleitung. Drei Jahre später öffnete in Wien die erste Hospizstation „St. Raphael" ihre Pforten. Die Abteilung war der Anästhesieabteilung der Krankenanstalt des Göttlichen Heilands zugehörig. In den folgenden Jahren kam es österreichweit zur Eröffnung von Palliativstationen, stationären Hospizen, integrierten Palliativeinheiten, Tageshospizen, mobilen Palliativ- und Hospizdiensten sowie zur Organisation und Integration ehrenamtlicher Dienste in bestehende Versorgungsstrukturen. Problematisch war die Finanzierung, die weder stationär noch ambulant zufriedenstellend gesichert war.

Im Juli 1993 wurden die einzelnen Hospizgruppen und -vereine mit Unterstützung der damaligen Familienministerin zum Dachverband „Hospiz Österreich®" vereint. Im November desselben Jahres erfolgte eine Novelle des Bundes-Krankenanstaltengesetzes. In diesem wurde festgelegt, dass im Krankenhaus ein würdevolles Sterben sicherzustellen ist und Vertrauenspersonen Kontakt mit den Sterbenden haben dürfen.

Im Februar 2008 übernahm Waltraud Klasnic, geb. 1945, die Präsidentschaft des Dachverbandes Hospiz Österreich, wobei sie Sr. Mag.ª Hildegard Teuschl, Gründerin des Dachverbandes, in dieser Funktion nachfolgte. Ziele des Verbandes sind die Bildungs- und Vernetzungsarbeit sowie der Ausbau von Hospizinitiativen. „Ambulant vor stationär", so lautet bis heute die Devise des Dachverbandes Hospiz Österreich.

1997 wurde das Lehrfach „Palliativpflege" in die Ausbildung der allgemeinen Gesundheits- und Krankenpflege im Ausmaß von 60 Stunden aufgenommen. Für bedeutsam wurde die laufende Fortbildung aller an der palliativen Betreuung Beteiligten, ebenso die Gewinnung von ehrenamtlich Tätigen, erachtet. Ab 1998 wurden in Wien interdisziplinäre Palliativlehrgänge an der Kardinal König Akademie angeboten. Diese Lehrgänge entwickelten sich durch die Kooperation mit dem Universitätsinstitut für interdisziplinäre Forschung und Fortbildung, „IFF-Institut", an den Universitäten Klagenfurt, Innsbruck und Graz zur ersten akademischen Palliativausbildung in Österreich.

1999 erfolgte in Wien die Gründung der Österreichischen Palliativgesellschaft (OPG, o. J., o. S.), eine interdisziplinäre und interprofessionelle Gesellschaft, die sich mit der Bildung und Forschung im Bereich Palliativbetreuung befasst. Palliative Care wurde auf Anregung der OPG fixer Bestandteil der Ausbildung von medizinischem Personal. Die OPG ist Mitglied der European Association for Palliative Care (EAPC). Aufgaben und Ziele der OPG liegen beispielsweise in der Entwicklung der Palliativmedizin und -betreuung, ebenso in der Aus-, Fort- und Weiterbildung der im Kontext von Palliative Care Tätigen.

2000 erfolgte die erstmalige Verankerung der Palliativmedizin im Österreichischen Krankenanstalten- und Großgeräteplan unter der Bezeichnung „Hospiz" (BMASGK (Bundesministerium für Soziales, Gesundheit, Pflege und Konsumentenschutz), 2018, S. 155). Einen entscheidenden Beitrag konnten 2001 die Vertretenden der Hospizbewegung zum Zustandekommen der Parlamentarischen Enquete leisten: Der Nationalrat fasste im Dezember 2001 einstimmig wesentliche Beschlüsse zur Beibehaltung der ablehnenden Haltung gegenüber der „aktiven Sterbehilfe" und zum Ausbau der Hospiz- und Palliativarbeit in Österreich. Konkrete Umsetzungsschritte, etwa die gesetzliche Verankerung der Familienhospizkarenz, folgten seither.

Seit 2002 kam es zur Implementierung von Palliativstationen und anderen Palliativbereichen im österreichischen Krankenanstalten- und Großgeräteplan. Standorte wurden festgelegt, Kapazitäten und Strukturqualitätskriterien definiert. Im selben Jahr wurde die Palliativmedizin in die reguläre Krankenhausfinanzierung gemäß der leistungsorientierten Krankenhausfinanzierung „LKF-Modell" aufgenommen (BMASGK, 2020, o. S.).

2003 wurde ein bundesweites Konzept für die Weiterbildung in Palliative Care entwickelt. Im selben Jahr wurde die erste an einer Universitätsklinik angeschlossenen Palliativstation am Universitätsklinikum Graz eröffnet.

Abschließend ist erwähnenswert, dass vor allem kirchliche Institutionen, im Speziellen Caritasverbände, das Diakoniewerk sowie einzelne Orden, die aus ideologischen Gründen und historischer Tradition den Hospizgedanken verfolgen, maßgeblichen Anteil an der Entwicklung der Hospizidee in Österreich hatten (Höfler, 2001, S. 14).

Abgestufte Hospiz- und Palliativversorgung in Österreich

Bei der „abgestuften Hospiz- und Palliativversorgung" handelt es sich um ein Versorgungskonzept, das in Österreich in allen (teil-)stationären und ambulanten Strukturen implementiert werden soll. Das Konzept beinhaltet sechs spezialisierte Leistungsangebote. Dazu gehören Palliativstationen, stationäre Hospize, Tageshospize, Palliativ-Konsiliardienste, mobile Palliativ- und Hospizteams (Gesundheit Österreich, 2014, S. 8–9).

Angebote der Grundversorgung, Unterstützung und Betreuung von Schwerkranken im Akut- und Langzeitbereich

Im Akutbereich gewährleisten Krankenhäuser die Grundversorgung der Patient*innen. Hospizteams unterstützen die Erkrankten und ihre Familien, während Palliativstationen die stationäre Betreuung übernehmen. Im Langzeitbereich erfolgt die Grundversorgung der alten Menschen in den Alten- und Pflegeheimen.

Bei Bedarf werden sie von mobilen Hospizteams unterstützt, sofern diese über freie Ressourcen verfügen. Ein zusätzliches betreuendes Angebot bilden stationäre Hospize. Im häuslichen Feld übernehmen die niedergelassenen (Fach-)Ärztinnen und -ärzte die mobilen Dienste, z. B. Hauskranken- oder Altenpflegedienste, und Therapeut*innen, z. B. Physiotherapeut*innen, Logopäd*innen und Psychotherapeut*innen, die Grundversorgung der Erkrankten. Hierbei werden sie ggfs. von Hospizteams unterstützt. Tageshospize bilden für die Erkrankten ein zusätzliches Betreuungsangebot (Gesundheit Österreich, 2014, S. 10).

Die intramurale Versorgung erfolgt durch Palliativstationen, integrierte Palliativeinheiten, palliative Konsiliardienste und durch palliativmedizinische Ambulanzen

In Situationen, in denen die notwendige Familienstruktur nicht vorhanden bzw. aus Überlastungsgründen nicht mehr imstande ist, die Betreuung einer schwer kranken sterbenden Patientin/eines Patienten zu übernehmen, entsteht die Notwendigkeit einer stationären, „intramuralen", Versorgung. Indikationen dafür sind beispielhaft eine insuffiziente Symptomkontrolle, eine unzureichende Versorgung in der gewohnten Umgebung durch Brüchigkeit oder Fehlen eines sozialen Netzes oder unüberwindbare psychosoziale und seelische Krisen der Betroffenen.

Palliativstation

Die Palliativstation als eigenständige Abteilung innerhalb bzw. im Verbund mit einem Akutkrankenhaus ist auf die palliative Versorgung von Schwerkranken spezialisiert. Sind besonders schwierige Krankheitssituationen durch andere unterstützende oder betreuende Dienste nicht mehr zufriedenstellend zu bewältigen, erfolgt eine Kontaktaufnahme mit einer Palliativstation. Das interdisziplinäre Team besteht neben medizinischem und pflegerischem Personal aus klinischen Gesundheitspsycholog*innen und/oder Psychotherapeut*innen, Physiotherapeut*innen, Sozialarbeitenden, Seelsorgenden sowie ehrenamtlich Tätigen. In

Bezug auf Aufnahme, Behandlung und Entlassung arbeitet eine Palliativstation vollkommen autonom. Ein wesentlicher Vorteil dieser Versorgungsstruktur liegt in der Möglichkeit der Nutzung der Krankenhausinfrastruktur, beispielsweise Untersuchungsgeräte, Labore, Operationssäle usw. Dadurch können diagnostische und therapeutische Maßnahmen sowie die konsiliarische Einbindung verschiedener Fachdisziplinen problemlos und mit einem geringen Zeitaufwand erfolgen. Die Palliativstation übernimmt in der Regel keine Langzeitpflege, weshalb die Verweildauer begrenzt ist. Selbstverständlich gibt es Ausnahmen, die im Einzelfall zu begründen sind. Nach Möglichkeit werden die Patient*innen baldig wieder nach Hause entlassen oder in eine andere stationäre Langzeitbetreuung, überstellt. Dadurch können jene Patient*innen aufgenommen werden, die unter belastenden Symptomen leiden und unbedingt die Kompetenzen des interdisziplinären Teams benötigen. Die Aufnahme der Erkrankten auf die Palliativstation erfolgt primär nach Dringlichkeit, etwa bei hohem Leidensdruck, nicht nach dem Zeitpunkt der Anmeldung.

Integrierte Palliativeinheit

Eine integrierte Palliativeinheit deklariert einige Betten für palliativ Erkrankte in einer bestehenden Fachabteilung. Die Betreuung dieser Patient*innen wird zum Teil vom Personal dieser Abteilung und zum Teil von in Palliative Care speziell geschultem Personal durchgeführt.

Das Fachpersonal betreut parallel Menschen mit Heilungsaussichten und Menschen am Lebensende. Hierzu gibt es unterschiedliche Erfahrungen. Die Betreuung kann relativ ökonomisch erfolgen, da der personelle und finanzielle Aufwand geringer ist als der einer Palliativstation.

In jedem Krankenhaus sollte Palliative Care ein integraler Bestandteil der Betreuungslogik sein. Die Betreuung Schwerkranker auf einer integrierten Palliativeinheit unterstützt die Verbreitung des Palliativgedankens auf der jeweiligen bettenführenden Abteilung. Die dort tätigen Fachkräfte sammeln Palliativerfahrung. Betreuende einer integrierten Einheit berichten, dass zeitgerechter und wahrhaftiger Gespräche mit schwer Erkrankten und ihren Familien über die palliative Situation geführt und auch eigene Hemmschwellen die Betreuung Sterbender und deren Angehöriger betreffend abgebaut werden. Auch fällt es den Betreuenden leichter, bei palliativ Erkrankten den Fokus auf die noch verfügbaren Ressourcen zu legen, weil dieser Blickwinkel vor allem in der Betreuung von Menschen mit Heilungsaussichten zentral ist. Pflegerisches und medizinisches Personal erlebt es mitunter aber als schwierig, die zeitgleiche Betreuung von Menschen mit Heilungsaussichten und die von Palliativpatient*innen gleichermaßen qualitätsvoll zu gewährleisten, ohne dabei gegenüber den palliativ zu betreuenden Menschen allzu kurativ und bei jenen mit Heilungsaussichten allzu skeptisch eingestellt zu sein. Innerhalb weniger Minuten muss sich einerseits das Personal auf Personen einstellen, die in Bälde gesund entlassen werden und Pläne für das künftige Leben schmieden, andererseits betreuen sie Sterbende, die Trauer, Angst und Kraftlosigkeit verspüren und die ruhige Präsenz der Betreuenden benötigen. Die palliative Betreuungsqualität unterliegt überdies der Gefahr, der auf Effizienz ausgerichteten Versorgungsroutine untergeordnet zu werden.

Die Zielsetzung einer integrierten Palliativeinheit entspricht der einer Palliativstation. Die Entlassung in die vertraute häusliche Umgebung, in ein Alten- und Pflegeheim oder in ein Hospiz wird angestrebt.

Palliativer Konsiliardienst

Der palliative Konsiliardienst ist ein multiprofessionell zusammengesetztes Team in einem Krankenhaus, bestehend aus medizinischem und pflegerischem Personal, psychologisch und psychotherapeutisch geschulten Fachpersonen, Sozialarbeitenden und Seelsorgenden. Das Team ist beratend tätig. Es bietet dem betreuenden Personal von Palliativpatient*innen aller Stationen und Ambulanzen sowie den Schwerkranken und deren Angehörigen seine fachliche Expertise und Erfahrungen an. Die palliativ ausgerichtete Behandlung, Pflege und Begleitung wird somit auch jenen Schwerkranken zuteil, die beispielsweise wegen einer Vollbelegung nicht auf die Palliativstation aufgenommen werden können oder auf der ihnen vertrauten Abteilung bleiben wollen.

Palliativmedizinische Ambulanz

In der palliativmedizinischen Ambulanz erfahren Patient*innen und An- und Zugehörige aus dem stationären und häuslichen Umfeld Beratung und Behandlung. Die Linderung belastender Symptome wird intendiert. Beispielsweise wird in der Ambulanz die Punktion eines Port-a-Cath, die Adaptierung der Schmerztherapie, die Punktion eines Aszites' oder eine Darmirrigation durchgeführt.

Die extramurale Versorgung erfolgt durch mobile Palliativ- und Hospizteams, stationäre Hospize und Tageshospize

Folgend werden die Organisationsstrukturen außerhalb eines Krankenhauses erläutert. Diese „extramuralen" Angebote zielen darauf ab, dass Schwerkranke so lange wie möglich zu Hause leben können, weshalb auch die Information und Begleitung der Angehörigen hoch bedeutsam ist.

Mobiles Palliativteam

Das mobile Palliativteam ist ein multiprofessionelles Team für zu Hause lebende Schwerkranke. Es arbeitet eng mit mobilen Unterstützungsdiensten wie der Hauskranken- oder Altenpflege zusammen. Bei spezifischen Fragestellungen nehmen Mitglieder des mobilen Palliativteams mit Kolleg*innen im Krankenhaus bzw. mit Mitgliedern des interdisziplinären Teams einer Palliativstation Kontakt auf. Dieses Versorgungsangebot trägt wesentlich dazu bei, dass Schwerkranke nicht nur zu Hause betreut werden, sondern in der vertrauten Umgebung ihr Leben beenden können.

Dennoch kann dieser Wunsch nicht immer realisiert werden, etwa wenn eine palliative Sedierung bei unerträglich starker Atemnot eingeleitet werden muss.

Mobiles Hospizteam

In einem mobilen Hospizteam sind geschulte ehrenamtlich tätige Hospizbegleitende tätig. Sie kommen aus unterschiedlichen beruflichen Feldern, stehen entweder noch im Arbeitsprozess oder befinden sich bereits im Ruhestand. Sie bieten mitmenschliche Begleitung durch Gespräche oder empathisches Dasein an und stehen sowohl den Erkrankten als auch den An- und Zugehörigen zur Verfügung. Ferner begleiten sie die Angehörigen im Trauerprozess auch nach dem Ableben des erkrankten Familienmitglieds.

Stationäres Hospiz

Das stationäre Hospiz ist eine Einrichtung, die entweder in einem eigens errichteten Gebäude angesiedelt oder an einer geriatrischen Langzeitpflegeeinrichtung oder an ein Krankenhaus angeschlossen ist. Ein multiprofessionelles Team betreut jene Palliativpatient*innen, bei denen eine stationäre Behandlung im Krankenhaus nicht mehr nötig und eine Betreuung durch das mobile Palliativteam zu Hause oder im Pflegeheim nicht mehr erfolgen kann. Auch die An- und Zugehörigen erfahren eine Einbindung in den Betreuungsprozess. Die Aufenthaltsdauer der Bewohnenden eines Hospizes ist nicht begrenzt, weshalb sie in der Regel bis zum Ableben im stationären Hospiz wohnen.

Tageshospiz

In einem Tageshospiz werden tagsüber jene schwer erkrankten Personen betreut, die noch zu Hause leben können. Diese teilstationäre Versorgungsstruktur fungiert als Bindeglied zwischen stationären und ambulanten Betreuungsangeboten. Ein Betreuungsansatz konzentriert sich hauptsächlich auf die Erfüllung psychosozialer Aufgaben. Es gibt auch stationäre Hospize, die zusätzlich palliativmedizinische und -pflegerische Betreuung anbieten, z. B. Schmerztherapie, Physiotherapie, Darmirrigation usw. Die Behandlung und Betreuung werden von einem multiprofessionellen Team vor Ort übernommen. Die Besuchenden eines Tageshospizes erfahren eine Erweiterung ihres Lebensumfeldes, während die pflegenden Angehörigen entlastet werden und zumindest zeitweise einer beruflichen Tätigkeit nachgehen können. Kreatives Gestalten, gemeinsames Erleben von Feiertagen und eine religiöse bzw. spirituelle Begleitung sind weitere Betreuungsangebote.

Bedarfseinschätzung der abgestuften Hospiz- und Palliativversorgung bis 2020

Bis 2020 sollen den Einwohnenden Österreichs folgende Angebote der abgestuften Hospiz- und Palliativversorgung zur Verfügung stehen: Für mindestens 200.000 Staatsangehörige sollen 50 stationäre Palliativbetten je Million Menschen verfügbar sein. Bundesweit soll es für 150.000 Staatsbürger*innen 10 Tageshospize geben. Ein Palliativ-Konsiliardienst soll in jedem Krankenhaus oder -verbund und auf jeder Palliativstation implementiert sein. Für 140.000 Personen soll ein mobiles Palliativteam mit mindestens 4,5 VZÄ[5] einsatzbereit sein. Ein Hospizteam soll für 30.000 bis 40.000 Einwohnende zur Verfügung stehen, wobei die einsatzkoordinierende Person hauptamtlich tätig sein soll. Von den Bedarfsschätzungen sind die Ressourcen für die Versorgung von Kindern, Jugendlichen, jugendlichen Erwachsenen und geriatrischen Patient*innen ausgenommen (Gesundheit Österreich, 2014, S. 13).

---

[5] VZÄ: Vollzeitäquivalent auf Basis einer 40-Stunden-Woche.

INTERDISZIPLINARITÄT

Im Kontext von Palliative Care wird eine interdisziplinäre Zusammenarbeit vorausgesetzt. Doch was bedeutet sie und worin sind die Teammitglieder gefordert?

Vielfache Bedürfnisse erfordern Interdisziplinarität

Was Interdisziplinarität bedeutet

Interdisziplinarität meint das Zusammenwirken verschiedener Disziplinen. In einem interdisziplinären Palliativteam gibt es haupt- und ehrenamtlich Tätige. Das Ziel liegt im Erreichen bzw. Erhalten einer höchstmöglichen Lebensqualität von palliativ Erkrankten und ihren Angehörigen. Palliativmedizinerinnen und -mediziner, palliativ geschulte Pflegepersonen, Seelsorgende, psychologisch oder psychotherapeutisch Tätige und Sozialarbeitende gehören dem „hauptamtlichen Team" an. Ehrenamtlich Tätige, Praktikant*innen und Mitglieder anderer Berufsgruppen, beispielsweise aus der Logopädie, Musik-, Mal-, Kunst- und Stomatherapie, werden ggfs. vom hauptamtlichen Team hinzugezogen. Sie gehören dem „erweiterten Team" an.

*Eine Berufsgruppe allein kann nicht alle Bedürfnisse von Patient*innen und Angehörigen erfüllen*

Schwerkranke und ihre Bezugspersonen haben physische, psychosoziale, spirituelle und religiöse Bedürfnisse, weshalb sie der Unterstützung mehrerer Berufsgruppen bedürfen. Palliativmedizinerinnen und -mediziner weisen zum Beispiel eine Expertise im Bereich der Schmerz-, Chemo- und Strahlentherapie oder in der Akkupunktur auf. Jedoch können sie Patient*innen nur bedingt in schambehafteten Momenten, etwa bei der Pflege eines Darmstomas oder beim Transfer der Erkrankten von einer Position in eine andere, unterstützen. Pflegepersonen verfügen über unzureichendes diagnostisches Know-how und sind nicht dazu befugt, medikamentöse Therapien durchzuführen (GuKG, 1997, § 13). Ihre Kompetenzen liegen exemplarisch in der Krankheitsprävention und in der Unterstützung von Menschen mit Selbstpflegedefizit, etwa aufgrund eines beeinträchtigten Atem- und/oder Ausscheidungsvorgangs. Seelsorgende können Glaubensgespräche führen und religiöse Rituale anbieten, jedoch keine exulzerierenden Wunden fachgerecht versorgen.

Palliativarbeit – ein Prozess der Metamorphose in vier Phasen

Palliativmediziner aus Spanien (Mota Vargas et al., 2016, S. 164–167, 169) interviewten vier Ärztinnen und Ärzte, drei Krankenpflegepersonen und drei Psycholog*innen aus acht regionalen Palliative Care-Teams in Extremadura in Spanien zu ihren Berufslaufbahnen, ebenso zu Be- und Entlastungen im Zuge der Palliativarbeit. Alle zehn Studienteilnehmenden erlebten die berufliche Laufbahn als einen ähnlichen Prozess, den die Autor*innen der Studie in vier Phasen unterteilten und als „Metamorphosis", Prozess der Verwandlung, bezeichneten.

Die *erste Phase* heißt „Pre-palliative care". In diesem Zeitraum arbeiten Fachkräfte noch in anderen Bereichen des Gesundheitswesens. Sie spüren bereits eine stärker werdende Motivation, in den Palliativbereich zu wechseln, weil sie beispielsweise mit der aktuellen Arbeitssituation unzufrieden sind. Danach folgt die *zweite Phase*, „Honeymoon", die Zeit der Verliebtheit in die Palliativarbeit. Das Tätigsein wird als enthusiastisch und hingebungsvoll erfahren und endet nicht nach Dienstschluss. Die Gefahren der eigenen Überforderung werden dabei ausgeblendet. Das Gefühl von „Frustration" dominiert in der *dritten Phase*. Die tägliche Konfrontation mit Leid und Tod, der hohe Pflegeaufwand im Zuge von komplexen Behandlungssituationen, auch eine unflexible Dienstplanung und Teamkonflikte lassen Mitarbeitende ihre Arbeit kritisch überdenken. Ernüchterung und Frustration sind die Folgen. Danach kommt es zur „Maturation", die Reifungsphase und zugleich *vierte Phase*. Den Mitarbeitenden ist bewusst, welche emotionalen und körperlichen Belastungen das Tätigsein in der Palliative Care mit sich bringt. Sie beginnen, die Selbstpflegestrategien und die Teamkultur weiterzuentwickeln, eigene Grenzen verstärkt wahrzunehmen, um schließlich eine ausgeglichene Work-Life-Balance zu finden (ebd.).

Grundlegende Kompetenzen für Teammitglieder

Selbstkompetenz

Die Selbstkompetenz beinhaltet die Bereitschaft zur Eigenreflexion. Dabei ist die Erhellung der eigenen Biografie mit den beschrittenen Trauerwegen gleich bedeutsam, wie das Bearbeiten (un)bewusster Ängste in Bezug auf den eigenen Tod oder den von geliebten Menschen. Um sich vor einem Erschöpfungssyndrom zu schützen, ist es bedeutsam, sich der eigenen Nöte und Ängste, Bedürfnisse und Sehnsüchte bewusst zu werden und sich ausreichend um die Befriedigung derer außerhalb der Arbeit zu kümmern. Beispielsweise bedeutet der Nacht- und Schichtdienst eine hohe körperliche Anstrengung, die durch eine gezielte Entspannung ausgeglichen werden kann, etwa durch Meditation, Kreativität oder körperliche Bewegung. Zudem ist es unerlässlich, sich mit den je individuellen Möglichkeiten und Grenzen der Belastbarkeit, etwa im Zuge von Einzel- oder Gruppenselbsterfahrung oder Einzel- oder Gruppensupervision auseinanderzusetzen. Wahrhaftigkeit und Authentizität bilden die Basis für das Sprechen über Belastendes im Zusammenhang mit der Palliativarbeit, das kann starkes Mitleid mit den Erkrankten sein oder Scham, etwa weil Wundgerüche als ekelerregend wahrgenommen werden.

Teamkompetenz

Die Zusammenarbeit aller Betreuenden soll auf Augenhöhe, konkurrenzfrei und eingebettet in eine achtsame Feedback- und Konfliktkultur erfolgen, unabhängig von der beruflichen Stellung oder dem Bildungsgrad und fern des Strebens nach selbstherrlichen Machtansprüchen. Wenn auch die Kompetenzen und Entscheidungsbefugnisse innerhalb eines Teams unterschiedlich sind, so ist niemals eine Ärztin/ein Arzt wichtiger und unentbehrlicher als eine Pflegeperson. Auch haben nicht alleinig die Leitungskräfte „das Sagen". Zentral ist die wertschätzende und achtsame Kommunikation mit allen an der Betreuung beteiligten Personen. Der Informationsfluss, ebenso das Erteilen bzw. Empfangen von Kritik, sollen direkt und nicht über unbeteiligte Dritte, zudem klar und unmissverständlich erfolgen. Es liegen genügend empirische Befunde vor, die bestätigen, dass eine gelingende Teamkommunikation für Betreuende einen wichtigen Schutzfaktor darstellt. Sofern der Umgang untereinander in Respekt und Empathie verwurzelt ist, werden Betreuende auch von Patient*innen und Angehörigen erfahrungsgemäß als positiv wahrgenommen.

Es ist nicht immer einfach, die unterschiedlichen Wahrnehmungen der einzelnen Professionen als ergänzungsbedürftigen Reichtum anzuerkennen, weshalb die interdisziplinäre Zusammenarbeit herausfordernd sein kann. In einer von mir in 2018 durchgeführten Studie zu den aktuellen Herausforderungen für Pflegepersonen im geriatrischen Langzeitbereich äußerten 76 % der Studienteilnehmenden, das waren 126 Personen, dass sie sich durch eine unbefriedigende Kommunikation im interdisziplinären Team (sehr) belastet fühlten (Wöger, 2019, S. 166).

Weil sich die Bedürfnisse der Erkrankten innerhalb kurzer Zeit entscheidend verändern können, müssen Teammitglieder auch im Denken, Entscheiden und Handeln beweglich sein und sich untereinander laufend abstimmen. Ferner bedarf es der Offenheit aller, sich von Kolleg*innen im Hinblick auf das eigene Kommunikationsverhalten, das fachspezifische Vorgehen und auf die Fähigkeiten fürs Unterweisen von Behandlungsbedürftigen und Angehörigen kritisch hinterfragen zu lassen. Die palliative Haltung erfährt dadurch eine Stärkung, der Wissenshorizont wird geweitet und der interdisziplinäre Kommunikationsfluss verbessert und vertieft. Alle Teammitglieder haben zusätzlich die Verantwortung, Ideen und Konzepte zur Qualitätsverbesserung und/oder Intensivierung der interdisziplinären Zusammenarbeit einzubringen.

Fachkompetenz

Voraussetzend für die Arbeit in einem interdisziplinären Team ist eine laufende Fort- und Weiterbildung in fachlicher, ethischer, rechtlicher, kommunikativer und persönlicher Hinsicht. Bedeutsam ist das Wissen über Spiritual Care und über spezifische Bedürfnisse und Rituale von Andersgläubigen.

Lehr- und Vermittlungskompetenz

Palliativteams sollen ihre Erfahrungen und Kenntnisse im Zuge einer Lehr-, Vortrags- und Publikationstätigkeit an Kolleg*innen und Interessierte weitergeben und sich am berufsgruppeninternen und -übergreifenden Dialog beteiligen. Der Besuch von Fortbildungen über die methodisch-didaktische Aufbereitung von Lehrinhalten erweist sich hierfür sinnvoll.

Das Ehrenamt

Freiwillig und unbezahlt

Das Ehrenamt ist eine freiwillige und unbezahlte Tätigkeit, die im Rahmen von Vereinen und Institutionen sowohl im stationären Bereich als auch im häuslichen Umfeld der Erkrankten geleistet wird. Menschen, die sich im Hospiz- und Palliativbereich ehrenamtlich engagieren wollen, absolvieren und finanzieren einen Befähigungskurs für Lebens-, Sterbe- und Trauerbegleitung. Die Mehrzahl der Trägereinrichtungen, in denen geschulte Ehrenamtliche tätig sind, kommt teilweise oder zur Gänze für die Ausbildungskosten auf. Die meisten übernehmen auch die Fahrtspesen für An- und Rückreise und organisieren themenspezifische Fortbildungen und Supervisionen für ehrenamtlich tätige Teammitglieder.

Ehrenamtliche sind keine Laien

In Österreich gab vor allem Sr. Mag.[a] Hildegard Teuschl[6] den Anstoß für die Ausbildung von ehrenamtlich Tätigen im Hospiz- und Palliativbereich. Ehrenamtliche Hospizbegleitende absolvieren einen Befähigungskurs für Lebens-, Sterbe- und Trauerbegleitung nach dem österreichweit anerkannten Curriculum des Dachverbandes Hospiz Österreich. Diese Lehrgänge werden von verschiedenen mit der Fort- und Weiterbildung beauftragten Bildungseinrichtungen angeboten und dauern etwa sechs Monate. Die Kenntnisse werden in Form von Blockseminaren und im Umfang von 190 Lehreinheiten vermittelt. Die palliative Haltung, medizinische, pflegerische, religiös-spirituelle, ethische und rechtliche Aspekte, Angehörigenbegleitung und Ritualarbeit bilden inhaltliche Schwerpunkte, um einige zu nennen. Die Lehrgangsteilnehmenden absolvieren zudem ein 120-stündiges Praktikum in einer hospizlichen oder palliativen Einrichtung. Im Rahmen einer Einzel- und Gruppensupervision reflektieren sie Betreuungssituationen unter Beachtung eigener Emotionen und der persönlichen Prägungsgeschichte. Darüber hinaus verfassen sie eine schriftliche Arbeit zu Kernthemen von Palliative Care. Auch Zertifikatslehrgänge für Trauerbegleitung und Lehrgänge für die Kinderhospizarbeit werden im Modulsystem angeboten.

Über das Wirken von ehrenamtlich Tätigen

Die Tätigkeiten, die von ehrenamtlichen Mitarbeitenden durchgeführt werden, sind vielfältig. Sie versuchen, die Bedürfnisse der Erkrankten und Angehörigen umfassend wahrzunehmen, um ihnen dann die gewünschten Hilfestellungen zu geben. In den Gesprächen finden bereichernde wie schmerzliche Erinnerungen, Gelungenes und (enttäuschte) Hoffnungen ihren Platz. Die Betroffenen erfahren eine menschliche Begleitung, in der alle Ge-

---

[6] Im Kapitel „Pionierinnen der Hospizarbeit" können Sie sich über das Leben und Wirken von Mag.[a] Hildegard Teuschl informieren.

fühle erlaubt sind: Ohnmacht, Angst, Scham, Trauer, Freude, Hoffnung usw. Auch Enttäuschung und Wut wollen geteilt werden, ohne dadurch in Misskredit zu fallen. Ehrenamtliche helfen, letzte Wünsche zu erfüllen: ein Ausflug in eine Konditorei, ein Konzertbesuch, eine Bootsfahrt. Sie begleiten Kranke, die sich in stationärer Betreuung befinden, für einige Stunden nach Hause, damit sie etwa die Atmosphäre des Gartens aufnehmen und daraus Kraft schöpfen können. Sie halten mit den Erkrankten Lebensrückschau, würdigen das Gelungene und auch das tapfer Erlittene. Sie kommen auch dann, wenn die Krankheit von den Betroffenen mit Esoterik versucht wird zu bewältigen, wenn Gott für tot erklärt wird, wenn Verbitterung und Zynismus den Ton angeben oder wenn das Thema Sterben und Tod überhaupt einem Tabu unterliegt.

Sie begleiten die Schwerkranken auch nachts, wenn der Schlaf nicht kommen will, weil Unruhe oder Atemnot dominieren. Überdies bieten sie Unterstützung im alltäglichen Leben an, etwa die Begleitung zur Ärztin/zum Arzt, zur Apotheke oder zum Einkaufen, und stellen somit eine wichtige Verbindung der Kranken zu ihrer Alltagswelt her. In den Hospizvereinen beteiligen sie sich auch an buchhalterischen Aufgaben, beispielsweise sind sie als Vorstandsmitglieder in den Vereinen tätig oder beteiligen sich an der Öffentlichkeitsarbeit. Sie organisieren diverse Veranstaltungen wie Fachvorträge, Filmvorführungen, Gedenkwanderungen und -feiern bzw. Trauer-Cafés. Vor allem in der Zeit der Trauer, wenn es nach dem Begräbnis ruhig wird, sind sie den Hinterbliebenen treue Begleitende mit offenen Ohren und einem großen Herz. Sie spenden Trost und unterlassen das Vertrösten. Geschulte Ehrenamtliche drängen sich niemandem auf. Sie kommen verlässlich zur vereinbarten Zeit und bleiben solange, wie es die Betroffenen wünschen. Ehrenamtliche begleiten in Form einfacher Anwesenheit. Sie sind emotional hoch präsent. Ihre Vertrauenswürdigkeit kommt dadurch zum Ausdruck, dass sie mit niemanden über anvertraute Inhalte sprechen. Alles, was

Ehrenamtliche im Rahmen der verpflichtenden Supervision erzählen und reflektieren, unterliegt der Verschwiegenheitspflicht,
die sie vor Antritt ihres Tätigseins unterschreiben.

Einsatzkoordination

Hauptamtliche Koordinator*innen organisieren die Kontaktaufnahme mit den Erkrankten und den ersten Besuch einer ehrenamtlich tätigen Person vor Ort. Dies kann das häusliche Umfeld,
ein Krankenhaus oder eine Langzeitpflegeeinrichtung sein. Dort
führen sie ein ausführliches Anamnesegespräch und informieren
über die hospizlichen und kostenfreien Angebote. Die Begleitung
wird dann von der/dem ehrenamtlichen Mitarbeite-
rin/Mitarbeiter übernommen, die/der über die nötigen Zeitres-
sourcen verfügt und ggfs. auch nahe des Einsatzortes wohnt.
Hierbei werden Präferenzen der Ehrenamtlichen berücksichtigt.
So fühlen sich die einen zur Begleitung schwerkranker Kinder
und Jugendlicher, die anderen zur Unterstützung Erwachsener
und alter Menschen berufen. Ehrenamtlich Tätige sind entweder
nur an bestimmten Wochentagen und zu bestimmten Zeiten
verfügbar oder übernehmen die Begleitung Sterbender (spontan)
an Sonn- und Feiertagen und nachts. Durchleben Ehrenamtliche
selbst eine existenzielle Krise, führt die einsatzkoordinierende
Person mit der Mitarbeiterin/dem Mitarbeiter ein Gespräch, um
zu prüfen, ob während dieser Zeit ein ehrenamtliches Tätigsein
möglich ist.

Ein Team trauert um eine junge Patientin

Leitende haben die Aufgabe, geeignete Kommunikationsstrukturen für ein Team zu schaffen, sodass laufend Besprechungen über die Patient*innen erfolgen und das subjektive Erleben der Palliativarbeit einander mitgeteilt und ggfs. reflektiert werden kann. Manchmal braucht es jedoch anlassbezogen und spontan eine Zusammenkunft des Teams, wobei alle im Erkennen von Prioritäten und in ihrer Flexibilität gefordert sind.

Dies war zum Beispiel der Fall, als eine Patientin namens Martina, die mehrwöchig und intensiv auf der Palliativstation betreut wurde, einen sehr schweren Ablebensprozess erfuhr und wir, die Betreuenden, sich dadurch extrem belastet fühlten. Ich war damals als diplomierte Pflegeperson auf dieser Palliativstation tätig. Martina war 32 Jahre alt und zweifache Mutter. Einige Pflegepersonen hatten ein ähnliches Lebensalter und waren ebenso Mütter. Die Identifikation mit dieser Patientin war um ein Vielfaches höher als bei Palliativpatient*innen höheren Lebensalters und in einem Lebenskontext fern dem eigenen stehend. Zudem hatte Martina ein überaus liebenswürdiges Wesen. Sie begrüßte alle Betreuenden herzlich, wusste ihre Namen und brachte ihre Dankbarkeit für jegliche Bemühungen mehrmals täglich zum Ausdruck.

Nachdem Martina gestorben war, erlahmte das Team. Die Medizinerinnen und Mediziner waren vom akuten dramatischen Ableben der jungen Frau betroffen. Sie fühlten sich hilflos, weil ein unkontrollierbarer stechender Schmerz in der Intimregion, begleitet von einer qualvollen Todesangst, den Sterbe- und Ablebensprozess dieser Patientin beherrschte. Martina erhielt im Bereich der Klitoris analgetische und anästhesierende Medikamente injiziert. Die Injektionen selbst waren äußerst schmerzhaft und brachten nicht den erhofften schmerzlindernden Effekt. Bevor sie starb, hatten alle sie noch einige Male laut schreien gehört.

Alle waren betrübt, manche wirkten schockiert. Die meisten weinten. Die Arbeit wurde niedergelegt. Die Tür zum Besprechungsraum des Teams wurde geschlossen. Wer die Station betrat, spürte eine alles umgreifende Trauer. Zum Glück war eine ehrenamtliche Mitarbeiterin an diesem Tag im Dienst, die sich der Besuchenden annahm. Die Stationssekretärin vertröstete Anrufende am Telefon. Ich hörte sie immer wieder sagen: *„Ich rufe verlässlich zurück."* Niemand konnte und wollte sich in diesen Minuten auf jemand anderen einlassen.

Wie ging man nun im interdisziplinären Team mit dieser Situation um?

Keinesfalls routiniert. Keiner konnte die Arbeit einfach fortsetzen. Spontan versperrte die Stationsleitende Lisa ihr Büro, streifte sich einen Kasak über und übernahm den Glockendienst mit den Worten: *„Ich übernehme. Nehmt euch eine Auszeit!"* Lisa war eine ausgebildete Pflegekraft. Auf der Abteilung hatte sie keine pflegerischen, sondern ausschließlich organisatorische Aufgaben inne. Dennoch übernahm sie in dieser Situation spontan pflegerische Aufgaben. Dadurch konnten wir, das diensthabende Personal, uns im Meditationsraum der Abteilung zum Reden, zum Trauern und zum Gedenken versammeln. In der Raummitte stand die Osterkerze. Die Psychotherapeutin stand auf und zündete sie an. Das Kerzenlicht bildete ein beruhigendes und sanft leuchtendes Zentrum. *„Falls es sie gibt, die Auferstehung, dann soll dieses Licht Martina den Weg in die Anderswelt ausleuchten, wo sie frei von Schmerz und Angst leben kann"*, so die Therapeutin. Diese hoffnungsvollen Worte taten allen wohl. Jene, die das Sterben direkt begleitet hatten, begannen zu erzählen, was sie genau unternommen hatten, um Martinas Leidensdruck zu reduzieren. Sie berichteten, wie sie die Patientin erlebten, was sie gesagt und wie sehr sie geschrien hatte, wie es ihnen dabei ergangen ist. Andere hörten aufmerksam und empathisch zu und standen tröstend zur Seite. Einige Fragen wurden an die Ärzteschaft gerichtet: *„War dieser Verlauf absehbar?"*, *„Warum wurde sie nicht sediert?"*, *„Welche Medikamente bekam sie?"*

usw. In so einem Moment tut es allen gut, zu hören, dass jede und jeder Einzelne angesichts des komplexen Krankheitsgeschehens das Bestmögliche eingebracht hat. Ein erfahrener Arzt sprach über die Begrenztheit der verfügbaren Möglichkeiten in der Symptomlinderung, die es immer noch gibt, wenn sie zum Glück auch nur äußerst selten auftritt. Diese Zusammenkunft dauerte etwa 30 Minuten. Dennoch war sie psychohygienisch extrem wichtig für das Team und stärkte den Zusammenhalt in dieser für uns alle sehr traurigen Stunde.

Einige Teammitglieder wurden zwischenzeitlich von Lisa kontaktiert, weil sie schon Tage zuvor geäußert hatten, dass sie bei der Verabschiedung an Martinas Totenbett dabei sein wollten, auch in der dienstfreien Zeit. Und noch etwas tat Lisa, während sich das Team zurückgezogen hatte: Sie bereitete für alle vitaminreiche Säfte und frischen Kaffee zu. Ihre Fürsorge wirkte wie ein wohltuender Seelenbalsam.

Rückblickend auf diese Erfahrung danke ich meinen Teamkolleg*innen für ihre Wahrhaftigkeit und Authentizität. Dankbarkeit empfinde ich auch gegenüber der leitenden Pflegekraft Lisa. Sie hatte ein besonderes Gespür für die Bedürfnisse der Teammitglieder und reagierte darauf mit Verständnis und Sensibilität.

Die heilsame Wirkung von Schach

„Liebe ist die einzige Möglichkeit, ein anderes menschliches Wesen
im innersten Kern seiner Persönlichkeit zu begreifen"
(Frankl, 2015, S. 30).

Nachstehende Erzählung soll die wertvolle Arbeit von ehrenamtlich Tätigen im Kontext von Hospiz- und Palliativarbeit aufzeigen. Sie bereichern jedes Team, denn sie bringen neben einem
offenen Ohr und einer achtsamen Begegnungsbereitschaft viel
Zeit für die Erkrankten mit.

Paul war ein pensionierter Flugzeugpilot und ehrenamtlich auf
einer Palliativstation tätig. Dort nahm er sich vor allem jener
Kranken an, die unter einer kognitiven Beeinträchtigung litten.
Paul besuchte den 58-jährigen Werner. Dieser hatte einen schnell
wachsenden Hirntumor mit belastenden Symptomen infolge
eines erhöhten Hirndrucks: Kopfschmerz und Schwindel, Übelkeit und Erbrechen, auch Doppelbilder machten Werner zu
schaffen. Ihm war es infolge einer gemischten Aphasie, dabei sind
die Sprachproduktion und das Sprachverständnis beeinträchtigt,
nicht mehr möglich, sich verbal verständlich zu machen und
sinngemäß auszudrücken. Beide Männer liebten Brettspiele, vor
allem Schach. Weil Werner das Krankenbett nicht mehr verlassen
konnte, kaufte Paul nach ausgiebiger Internetrecherche ein
Schachbrett mit Figuren, die durch Magnete am Brett hafteten,
und platzierte es vor Werner auf einem Betttisch. Obwohl Werner motorisch unruhig war, einen Bewegungsdrang verspürte und
sich oft im Bett hin- und herdrehte, fiel keine Figur vom Brett.
Einem Wunder gleich war Werner während des Schachspiels mit
Paul nahezu beschwerdefrei. Gelegentlich konnte er Fragen zu
den Spielregeln verständlich formulieren. Geduldig erklärte Paul
wiederholt, dass die „Bauern" nur gerade nach vorne und nur
beim ersten Zug über zwei Felder bewegt werden dürfen, die
„Dame" hingegen durfte in alle Richtungen bewegt werden. Vol-
ler Spannung und freudvoll erregt erwartete Werner jeden weite-

ren Schachzug von Paul, um ihn seinerseits mit einem gelungenen Zug überraschen zu können. Die beiden genossen nicht nur das Schachspiel, sondern auch ein kühles Bier, woraufhin Werner durch die Kohlensäure Schluckauf bekam. Erstaunlicherweise verspürte er nicht wie sonst Übelkeit oder Brechreiz. Im Nu waren einige Stunden vergangen und schon war der Abend angebrochen. Werner fühlte sich angenehm müde und fiel bald darauf in einen ruhigen Schlaf. Für ihn war während des Schachspiels das *Leben* vordergründig, nicht das *Sterben*. Die Gedanken über die Schwere der Erkrankung konnte er währenddessen beiseitelegen.

Vielfach kann beobachtet werden, dass sich das subjektive Schmerzerleben verstärkt oder reduziert, je nachdem, ob die Aufmerksamkeit mehr auf die Schmerzreize oder auf peristatische Reize gelenkt wird. Dadurch verändert sich nicht die Schmerzintensität, sondern die durch (Ab-)Lenkung der Aufmerksamkeit beeinflusste Bewertung. Ähnliche Phänomene sind bei Menschen im autosuggestiven Zustand, etwa während der Meditation, zu beobachten, wobei die innere Einstellung modulierend auf das Schmerzerleben wirkt. Paul war es ein Anliegen, am Begräbnis von Werner teilzunehmen. Zwischen Paul und Werner hatte sich eine Freundschaft entwickelt, jenseits der Worte und dank der Kraft der Liebe. Für die hauptamtlich Tätigen der Palliativstation wäre es nicht möglich gewesen, mit Werner ununterbrochen so viele Stunden zu verbringen. Statt einer Rose hatte Paul für Werner eine „Dame" zum Begräbnis mitgebracht.

Abschließend sei darauf hingewiesen, dass die Einbindung von ehrenamtlich Tätigen in den Betreuungsprozess nicht nur auf Palliativstationen, sondern auch in Alten- und Pflegeheimen verstärkt umgesetzt werden sollte.

TOTALER SCHMERZ

Vier Dimensionen des Schmerzerlebens

„Ich benutze den Begriff ‚totaler Schmerz' jedoch in seinem ursprünglichen
Sinn: er hat den Patienten im Blick, der sagt: ‚Es tut weh'"
(Saunders, 1993, S. 42).

Schmerzen schwer erkrankter und/oder alter Menschen haben bei Weitem nicht nur körperliche Ursachen, weshalb der alleinige Fokus auf eine medikamentöse Behandlung den umfassenden Bedürfnissen dieser Menschen nicht gerecht werden kann. Ende der 1960er-Jahre prägte Cicely Saunders die Begrifflichkeit „Totaler Schmerz" (1993, S. 42) und revolutionierte damit den Umgang mit Schwerkranken. Die Ärztin beschrieb die Komplexität des Schmerzes durch das Zusammenwirken von vier Schmerzkomponenten. Demnach hat Schmerz körperliche, emotionale, soziale und spirituelle Anteile. Das Schmerzerleben eines Menschen unterliegt kulturellen Einflüssen und individuellen Attitüden, die Vorerfahrungen mit Leid- und Schmerzerfahrung anbelangend. Schmerz liegt in der Sphäre der subjektiven Erfahrung und kann von Außenstehenden nur indirekt wahrgenommen werden. Wird Schmerzerleichterung intendiert, ist ein ganzheitliches Verständnis dieses komplexen Phänomens, ein mehrdimensionaler und somit interdisziplinärer Behandlungspfad vonnöten. Um überhaupt von Lebensqualität im Falle schwerer, tödlich verlaufender Erkrankung sprechen zu können, ist Beschwerdearmut eine der wichtigsten Bedingungen. Starke Schmerzen bedeuten ein Hindernis für den Prozess der Auseinandersetzung mit der Erkrankung und ihren Folgen, etwa die der zeitlichen Begrenzung des (noch jungen) Lebens.

Die physische Unfähigkeit, sich sprachlich verständlich auszudrücken, kann psychische Schmerzen auslösen und auch verstärken, und zu Angst, Unruhe und Schlafstörungen führen. Die Person kann in einem Teufelskreis zwischen Angst und Schmerz gefangen sein. Angst vor einem Schmerz wirkt auf einen körperlichen

Schmerz verstärkend. Der intensivierte Körperschmerz wiederum steigert den psychischen Schmerz, also die Angst vor dem Schmerz, und dieser Kreislauf könnte sich ins Unerträgliche steigern. In weiterer Folge reduziert sich die Schmerztoleranz, während der Körperschmerz an Intensität zunimmt. Die Behandlung eines totalen Schmerzes erfordert neben der unverzichtbaren fachlichen Kompetenz auch ein hohes Maß an Empathie. Saunders wies darauf hin, dass letztlich nur die Leidenden selbst Auskunft darüber geben können, ob, wo und wie etwas schmerzt (1993, S. 42).

Körperliche Schmerzen

Die Wahrnehmung körperlicher Schmerzen, ein evolutionär bedingter Vorteil, motiviert zur Vermeidung physischer Schäden und ermöglicht das Überleben des Organismus. Karzinomerkrankte Menschen leiden an tumorbedingten Schmerzen wie Gewebekompressionen, Infiltration, Obstruktion und Ödembildung. „Tumorassoziierte" Schmerzen, beispielsweise Druckgeschwüre, werden indirekt durch die Erkrankung verursacht. Andere erfahren tumorunabhängige Schmerzen durch Arthrose, Osteoporose und Immobilität. Zu den therapiebedingten körperlichen Schmerzen zählen Obstipation und medikamentenbedingte Neuropathie (Russ, 2006, S. 28).

Emotionale Schmerzen

Schwinden die Fähigkeiten, das eigene Leben selbstbestimmt zu gestalten, kann dies bei den Erkrankten emotionale Beschwerden auslösen. Sich eine Mahlzeit nicht mehr selbst zubereiten oder zum Mund führen zu können, konfrontiert mit der Abhängigkeit von der Unterstützung anderer. Kann die Intimpflege nach der Defäkation nicht mehr selbst durchgeführt werden oder muss die Harn- und Stuhlausscheidung wegen Immobilität im Bett erfolgen, fühlt sich das für die allermeisten Menschen beschämend an. Fließt Speichel ungehindert aus dem Mund, weil eine Fazialisparese, eine Lähmung der Gesichtsmuskulatur, vorliegt, oder wird

Suppe verschüttet, weil ein Tremor, damit ist das rhythmisch auftretende Zusammenziehen einander entgegenwirkender Muskelgruppen gemeint, die Nahrungsaufnahme mit dem Löffel verunmöglicht, erleben die Erkrankten dies häufig als peinlich. Das Warten, bis man „drankommt", etwa zur Mund- oder Intimpflege, fördert Gefühle persönlicher Entmachtung, des Ausgeliefertseins und die Angst, ein hilfloses Opfer von Institutionalisierung zu sein. Bleiben psychische Schmerzen unbehandelt, lösen sie häufig eine Depression oder andere psychosomatische Krankheiten aus. Auch finanzielle Probleme sind Ursache für diese Schmerzdimension.

Soziale Schmerzen

> *„Einsamkeit steigert die Qual des Sterbens um ein Vielfaches. Nur zu oft hängt unsere Kultur einen Vorhang des Schweigens und der Isolation über den Sterbenden"* (Yalom, 2008, S. 119).

Chronisch erkrankte Menschen berichten häufig, wie sehr es sie schmerzt, *„nun zu denen zu gehören, die dem Staat das Geld kosten, das ihm fehlt",* und selbst nicht mehr produktiv sein zu können. Die Thematik der personal- und kostenintensiven geriatrischen Langzeitpflege steht im Fokus medialer Berichterstattung, wird öffentlich breit diskutiert und wirkt sich auf die Betroffenen belastend, weil stigmatisierend, aus. Auch der Umstand, dass der Kreis der Besuchenden zunehmend kleiner wird, je länger Menschen die bisherigen beruflichen und privaten Rollen nicht mehr ausführen können, bis hin zur „Aus-den-Augen-aus-dem-Sinn-Mentalität", führt zu sozialen Schmerzen. Der überwiegend verdrängende Umgang mit der Vergänglichkeit des Lebens ist ein Charakteristikum westlicher Gesellschaften und kontrastiert mit östlichen und oftmals wirtschaftlich-industriell weniger entwickelten Ländern. In manchen Kulturen wird das Leben sogar als eine Einübung auf das Sterben und als eine Vorbereitung auf den Tod verstanden.

Ein trauriges Phänomen unserer Gesellschaft ist der „soziale Tod", welchen alte und einsame Menschen schon vor dem Körpertod erfahren. Eine Heimbewohnerin hatte das Gefühl, *„irgendwie nicht mehr da zu sein"*, weil sie sich nur noch einsam, verlassen und von niemandem mehr gebraucht, sich hingegen als Belastung für andere fühlte. Die Tatsache, dass Menschen inmitten vieler Menschen den sozialen Tod erleben, stimmt nachdenklich.

Spiritueller Schmerz

Eine nicht gesühnte Schuld, Gefühle des Versagens, der Glaube an einen richtenden Gott oder Glaubenszweifel können spirituelle Schmerzen hervorrufen. Auch die Ungewissheit darüber, ob es überhaupt eine den Menschen übersteigende (göttliche) Macht, die bedingungslose Liebe oder eine letzte Gerechtigkeit für alle gibt, kann qualvolle spirituelle Schmerzen auslösen.

Die Abbildung Nummer 1 veranschaulicht die vier Dimensionen des totalen Schmerzes und wie sie sich gegenseitig beeinflussen.

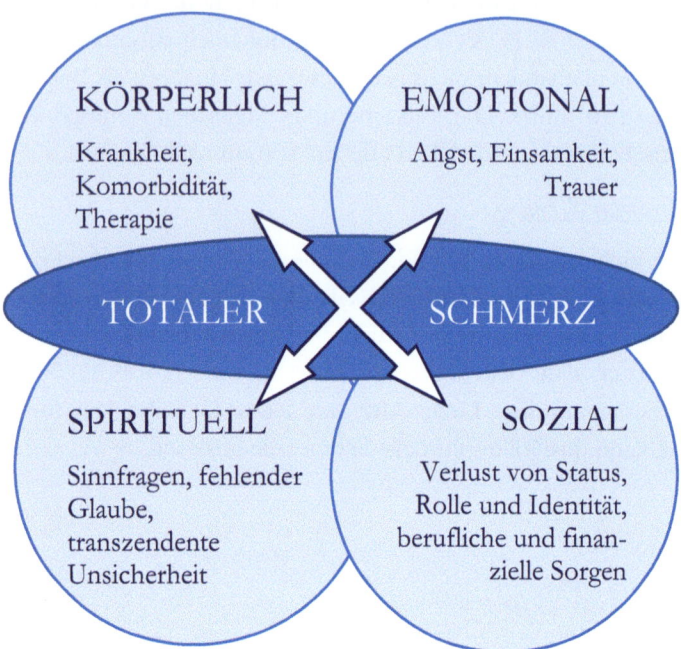

Abbildung 1: Der totale Schmerz besteht aus vier Schmerzdimensionen: physische, psychische, spirituelle und soziale Dimension.

Der noogene Schmerz

*„Es ist wichtig, dem Patienten bis in die letzte Einsamkeit hinein zu folgen
[…]. Der letzte Halt, den wir einander anbieten können, ist die persönliche
Beziehung"* (Längle, 2016, S. 187).

In der Logotherapie wird von der *„geistigen Not"* (Frankl, 2005,
S. 13) gesprochen, einhergehend mit noogenen Schmerzen. Im
Zusammenhang mit der Unerfülltheit des dem Menschen zutiefst
innewohnenden Willens zum Sinn kommt es zu einem Gefühl
der Sinnlosigkeit des Daseins (Frankl, 2008, S. 124). Dies ist beispielsweise dann der Fall, wenn Menschen akut erkranken und
bisher ihr Selbstwertgefühl ausschließlich über das Schaffen und
aktive Tun bezogen haben. Dann brauchen sie häufig Zeit und
psycho- bzw. logotherapeutische Begleitung, um dem Leben
unter den Vorzeichen einer unheilbaren Krankheit dennoch und
allem zum Trotz einen Sinn abzuringen.

Schmerz und Leid sind nicht dasselbe

Hilfreich erscheint eine differenzierte Unterscheidung der oftmals
synonym verwendeten Begriffe *Leid* und *Schmerz*. Das vielschich-
tige Phänomen des Schmerzes bedarf eines Organismus und
bringt demnach körperliches Missempfinden mit sich. Leid hingegen bezeichnet die subjektive, überwiegend emotionale Bedeu-
tungszuschreibung in Bezug auf eine konkrete Lebenserfahrung.
Demnach werden beispielsweise tödlich verlaufende Erkrankungen mit einhergehender Symptomlast und hoher Progredienz,
Beeinträchtigungen im Hinblick auf Selbstbestimmung und
Selbstständigkeit als *leid-voll* erfahren. Leid ist also nicht aus-
nahmslos mit einem körperlichen Geschehen verknüpft. Auch
eine spirituelle Not kann Leid verursachen.

ECPA-Skala

Das ECPA[7]-Schema dient der Schmerzerfassung und der Erfolgskontrolle der Schmerztherapie durch Fremdbeurteilung (Morello et al., 2007, S. 87–92). Die fremd beurteilende Person sollte die erkrankte Person mindestens drei vorangegangene Tage hindurch beobachtet haben, ehe sie eine Einschätzung durchführt. Die Verhaltensbeobachtung mittels ECPA-Skala wird in ein- bis zweitägigen Abständen wiederholt, um den Erfolg einer bereits begonnenen bzw. über einen längeren Zeitraum durchgeführten Schmerztherapie zu überprüfen. Die ECPA-Skala umfasst drei Dimensionen und gliedert sich in 11 Items. Diese werden in ihrer Ausprägung jeweils mit 0 bis 4 Punkten bewertet.

In der *ersten Dimension* wird das Verhalten der Erkrankten in den Zeiten beobachtet, in denen keine pflegerischen Interventionen durchgeführt werden. Quantifiziert werden verbale Äußerungen, der Gesichtsausdruck und die Fähigkeit zum spontanen Einnehmen einer Ruhehaltung. Verhaltensweisen, die Betroffene während der Durchführung pflegerischer Handlungen zeigen, werden in der *zweiten Dimension* bewertet. Beobachtet werden Abwehrreaktionen, Verhaltensweisen bei der Mobilisation oder bei der Pflege schmerzhafter Körperzonen. Die Beobachtungen der *dritten Dimension* zielen auf Veränderungen der gewohnten Aktivitäten wie Appetit, Schlaf, Mobilität, Kommunikation und Kontaktfähigkeit ab.

Der Gesamtscore wird aus der Summe der 11 Items ermittelt und reicht von „kein Schmerz" (0) bis „stärkster Schmerz" (44). Je höher die Punktzahl, desto eher liegt eine Schmerzsituation vor. Wie im Kapitel „Totaler Schmerz" beschrieben, müssen neben

---

[7] ECPA: Echelle comportementale de la douleur pour personnes âgées non communicantes.

den körperlichen Schmerzanteilen auch psychosoziale, spirituelle und noetische bedacht werden. Die Beurteilung des Schmerzerlebens mittels ECPA-Skala erfolgt zwar nicht durch die Erkrankten, jedoch handelt es sich um ein positiv evaluiertes, valides (zuverlässiges) Messinstrument.

BESD-Skala

Zur Schmerzerfassung bei Demenz wird auch die von einer Expert*innengruppe der Deutschen Gesellschaft zum Studium des Schmerzes konzipierte BESD-Skala eingesetzt (Basler et al., 2006). Es handelt sich dabei um die aus dem Amerikanischen übersetzte PAINAD-Skala (Warden, Hurley & Volicer, 2003). Die Deutsche Gesellschaft zum Studium des Schmerzes definiert Hinweise zur Anwendung von BESD (DGSS, o. J., S. 3–4). Zunächst wird die Situation, in der die Patientin/der Patient zwei Minuten lang beobachtet wird, notiert, z. B. sitzend, liegend, während der Körperpflege, beim Gehen oder während eines Wechsels der Körperposition. Zwecks Vergleichbarkeit der Ergebnisse sollte sich die/der Erkrankte bei wiederholtem Einsatz der BESD-Skala möglichst in der gleichen Situation befinden wie bei vorangegangenen Messungen. Die Beobachtung umfasst fünf Bereiche: Atmung, negative Lautäußerungen, Gesichtsausdruck, Körpersprache und Trost. Die maximal zu vergebende Punktanzahl pro Kategorie beträgt 2. Zwei Spalten sind für die Dokumentation der Beobachtung vorgesehen. Für die Auswertung werden die in der rechten Spalte angegebenen Werte addiert. Die linke Spalte beinhaltet nicht beobachtetes Verhalten. Der jeweils höchste Punktwert zählt. Der Gesamtscore beträgt 20 Punkte. Laut Einschätzung der DGSS liegt ab einem Wert von 6 Punkten eine behandlungsbedürftige Situation vor.

Wenn auch gut evaluierte Assessmentinstrumente verfügbar sind, ist zu bedenken, dass es sich dabei um eine Fremdbeurteilung handelt und diese subjektiv durch Nichtbetroffene erfolgt! Die Einschätzung erfolgt nicht durch den Menschen, der den

Schmerz fühlt. Dies erklärt den Umstand, dass verschiedene Personen zu einem anderen Messergebnis kommen können und dass eine Person das Punktergebnis einer anderen mitunter nicht nachvollziehen kann.

Jedes Ergebnis bedarf einer personenorientierten Interpretation: Um welche Schmerzdimensionen handelt es sich und wodurch kann Schmerzlinderung erfolgen?

Jedes Ergebnis bedarf einer Interpretation dahingehend, ob es sich um einen primär physischen, psychosozialen, spirituellen oder um einen psychosomatischen Schmerz handelt. Bei Letzterem erfahren die Betroffenen einen körperlichen Schmerz, der jedoch psychische Ursachen hat. Dies kann Verzweiflung oder Einsamkeit sein. Die Erkrankten bleiben also bezüglich ihrer Schmerzen auf die hohe Sensibilität und sorgfältige Beobachtung ihrer Bezugspersonen angewiesen. Das sind vor allem die Pflegepersonen und die pflegenden Angehörigen, die Ausdrucksweisen von Schmerz bei Demenzerkrankten frühzeitig wahrnehmen und im Kontext der täglichen Aktivitäten am ehesten deuten können. Das fachlich geschulte Personal verfügt über einen fundierten Wissensstand und über Erfahrungen mit nonverbalen Ausdrucksweisen von Schmerz bei Menschen mit Demenz. Reagieren Angehörige übermäßig besorgt und ängstlich, sind es wiederum die Betreuenden, die das Verhalten der Erkrankten anhand einer kriteriengeleiteten Beobachtung besser einschätzen können. Die Zusammenarbeit von Angehörigen und Fachkräften auf Augenhöhe und ein wertschätzender Dialog trägt das Potenzial in sich, dem tatsächlichen Erleben der Betroffenen möglichst nahezukommen und schmerzlindernde Maßnahmen ehestmöglich einzuleiten bzw. entsprechend zu adaptieren. Offensichtlich erfahren durch den Einsatz von Schmerzerfassungsinstrumenten alle an der Betreuung involvierten Personen eine Weitung ihres Sensoriums hinsichtlich der Wahrnehmung von mehrdimensionalen Schmerzen.

Sanida nimmt zu Lebzeiten Abschied von ihren Töchtern

Die nun geschilderte Begebenheit handelt zwar nicht von einem sozialen Schmerz einer alten Person, jedoch verdeutlicht sie das Wesen des sozialen Schmerzes innerhalb einer Familie und angesichts des bevorstehenden Ablebens.

Sanida, 34 Jahre, wurde auf einer Palliativstation behandelt. Sie flüchtete mit den beiden Töchtern aus ihrem Land, nachdem im März 1999 das Bombardement auf Serbien begonnen hatte. Zwei Jahre später erkrankte sie an einem unheilbaren Brusttumor. Der geschiedene Mann war gewalttätig und noch in Serbien wohnhaft. Sanida wurde zusehends schwächer und konnte die Versorgung ihrer Kinder nicht mehr gewährleisten. Es gab kaum soziale Kontakte, weil sie mit der Eingliederung in Österreich und dem Erlernen der deutschen Sprache intensiv beschäftigt war. Die Krankheit der Patientin schritt rasch voran. *„Wenn wir zurück zu Papa und nach Serbien müssen, bringen wir uns um",* sagten die verzweifelten 13-jährigen Kinder. Es galt nun, so schnell wie möglich für die beiden Mädchen in Österreich eine neue Familie zu finden, was ganz im Interesse von Sanida und ihren Töchtern lag. Einige Teammitglieder der Station erklärten sich bereit, die beiden Mädchen vorübergehend bei sich aufzunehmen. Viele Behördengänge und ein hoher bürokratischer Aufwand waren nötig, bis schließlich eine Pflegefamilie, welche die Mädchen einige Jahre später auch adoptierte, bei sich aufnahm. Die Pflegeeltern hatten bereits zwei Kinder. Sanida lernte die Familie kennen und gewann einen persönlichen Eindruck, welche Werthaltungen der Pflegefamilie wichtig waren. Für Sanida war es einerseits beruhigend, mitzuerleben, wie die Kinder sich in ihrem neuen Zuhause zusehends wohlfühlten und Freude am Spiel mit den *„neuen Geschwistern"* hatten. Unendlich schmerzlich erlebte sie andererseits den Tag, als die Mädchen zur Pflegefamilie übersiedelten und dort ihre Zimmer bezogen. Anfangs waren die beiden von ihrer neuen

Lebenssituation begeistert, sodass sie die Besuche bei der Mutter zunächst vermieden und auch in den nächsten Wochen nur kurze Zeit bei ihr zu Besuch sein wollten. Für Sanida war dies kaum zu ertragen, wenn sie auch Verständnis für das Verhalten der Mädchen aufbringen konnte. Um die Hoheit über die Mutterrolle zu behalten, maßregelte sie die Töchter oft, wenn sie beispielsweise nicht ordentlich frisiert waren oder sich allzu ausgelassen verhielten, woraufhin sich die beiden von der Mutter noch mehr distanzierten.

Sanida erfuhr den Abschied von ihren Töchtern bereits zu Lebzeiten. Sie war dafür dankbar, dass die Kinder in Österreich weiterleben und in einer wunderbaren Familie aufwachsen durften. Mitzuerleben, dass sie sich von ihr phasenweise zurückzogen, tat sehr weh. Auch der Umstand, ihnen als Mutter keine Lebensbegleiterin sein zu können, löste einen immensen emotionalen Schmerz aus.

An jenem Tag, an dem Sanidas Leben enden sollte, war ich mit den beiden Mädchen in einen nahegelegenen Wald gefahren, um Wiesenblumen zu pflücken. Die Stimmung war heiter und etwas ausgelassen. Kaum hatten die beiden je ein Sträußchen gepflückt, erreichte mich ein Anruf von der Palliativstation. Mir wurde mitgeteilt, dass sich Sanida in der finalen Phase ihres Lebens befand. Ruhig informierte ich die Kinder darüber und bot ihnen an, sie zur Mutter zu fahren, so sie das wollten. Beide nickten stumm. Die Fahrt ins Krankenhaus über sprachen sie kein Wort, wohl wissend, dass dies die letzte Begegnung mit ihrer Mutter sein wird. Wenige Minuten, nachdem wir das Zimmer von Sanida betreten hatten, setzte die Schnappatmung als Letztatmung des Lebens ein. Zuvor hatten die Mädchen sich zu ihr ins Bett gelegt, die Wiesenblumen überreicht und ihr gesagt, dass sie ewig an sie denken werden. Sanida starb mit den Mädchen an ihrer Seite und dabei die Blumen fest umklammernd. Jahre später begegnete ich einem der Mädchen und es erzählte mir, wie dankbar sie für das letzte Foto mit ihrer verstorbenen Mama, mit den Wiesenblumen in der Hand, immer noch ist.

Herr Heinz: „Ein Problem habe ich nun: das ist das Sterben"

Folgend erzähle ich von Herrn Heinz, der einen totalen Schmerz erfuhr. Er war 92 Jahre alt. Ich lernte ihn 2016 in einem Altenheim, wenige Tage nach meiner Heirat, kennen.

Ich hielt in dieser Pflegeeinrichtung ein Seminar und ging in der Mittagspause in der Aula auf und ab. Da sprach mich Herr Heinz an: „*Oh, da strahlt aber auch eine!*", und ich entgegnete lachend: „*Ja, das stimmt, ich habe soeben geheiratet.*" Mit weit aufgerissenen Augen und hektischem Schritt kam er auf mich zu und flüsterte mir ins Ohr: „*Ich auch.*" Ich war erstaunt und auch ein bisschen überrascht. Er erzählte mir, dass er vor wenigen Monaten ins Altenheim übersiedelt war, dort seine „*erste große Liebe*" getroffen und sie schließlich geheiratet hatte. „*Das war die erste Trauungszeremonie in diesem Altenheim*", erzählte er stolz.

Nach einer Weile bot er mir an, mir seine Gattin vorzustellen und geleitete mich in das Zimmer, in dem er mit ihr gemeinsam wohnte. Beim Eintritt ergriff mich eine tiefe Rührung: Seine geliebte Angetraute war bettlägerig, und das seit sieben Jahren. Sie war vollkommen auf die Pflege und Unterstützung anderer angewiesen und wurde über eine künstliche Magensonde ernährt. Versteifungen der Gelenke an Armen und Beinen hatten zu einer nahezu vollkommenen Unbeweglichkeit geführt. Der alte Mann strich seiner Frau sanft über die Wangen, dann cremte er ihre Lippen ein und kämmte das Haar. Die Dame lächelte mich an und freute sich sichtlich über meinen Besuch.

Sozialer Schmerz

Herr Heinz: „*Ich habe die wahre Liebe gefunden*", und mit leiser Stimme und gesenktem Blick fortfahrend: „*Ein Problem habe ich nun: das ist das Sterben.*" Keinesfalls wollte er vor seiner Ehefrau sterben. Die Vorstellung, sie allein zurückzulassen, erschien ihm unerträglich, zudem hatte die kinderlose und verwitwete Frau keine Angehörigen mehr. Seine Augen füllten sich mit Tränen, während er von diesem Schmerz sprach. Sein Erleben wiederlegt die oftmals geäußerte Meinung, dass alte Menschen „leichter sterben" würden als junge, weil sie das Leben „eh schon gelebt" haben. Für Herrn Heinz hatte es erst vor wenigen Monaten begonnen. Zu diesem sozialen Schmerz kam auch ein körperlicher, emotionaler, spiritueller und noogener hinzu.

Psychischer Schmerz

Herr Heinz fühlte sich dazu beauftragt, seiner Ehefrau in einer jeden Situation zur Seite zu stehen. Selbst hochaltrig erfasste ihn beinah täglich, und meistens nachts, blanke Todesangst. Die Phasen tiefster Verzweiflung dauerten immer länger.

Physischer Schmerz

Fühlte er Angst und Verzweiflung, verstärkten sich die arthrotischen Schmerzen, ebenso die Parkinson-Symptome. Psychisch bedingtes Asthma löste Lufthunger und ein Beklemmungsgefühl im Bereich der Brust aus.

Spiritueller Schmerz

Hinzu kam die quälende Frage, weshalb ihm die Liebe erst am Ende seines Lebens geschenkt wurde. Der einzige Sohn kam im Alter von 16 Jahren bei einem Lawinenunglück ums Leben. Die Lawine hatte ihn fortgerissen und man fand seinen Leichnam erst nach zwölf Tagen. Zwei Jahre später wurde die Ehe von Herrn Heinz geschieden, *„weil ich* (Heinz) *nicht darüber* (über den Tod des Sohnes) *reden konnte",* so seine Einschätzung.

Noogener Schmerz

Meine Frage, ob er an eine Verbindung liebender Seelen auch über den Tod hinaus glauben würde, antwortete er: *„Ich weiß nicht. Eher nicht. Das Drüben ist mir eine Nummer zu groß."* Und nach einer

Weile: *„Nicht zu wissen, ob es danach* (nach dem Ableben) *etwas gibt, tut elendig weh. Ich weiß nicht, ob all das irgendeinen Sinn haben kann."*

Thomas im Teufelskreis zwischen Psyche und Körper

Die folgend geschilderte Begegnung mit einem palliativ erkrankten Patienten verdeutlicht das Ineinandergreifen mehrerer Schmerzkomponenten und was hilfreich sein kann, um einen totalen Schmerz zu lindern.

„Mach dich nicht verrückt", sprach die Vernunft. „Oh nein! Der Tumor ist zurück", sprach die Angst.

Wenige Tage vor Weihnachten verspürte Thomas, 32 Jahre alt, einen Kopfschmerz. Der Schmerzcharakter ließ zunächst einen Spannungskopfschmerz vermuten, den Thomas in stressreichen Zeiten immer wieder einmal verspürte. Doch belebte der fortan bestehende Schmerz die Angst vor einem Krankheitsrezidiv. Drei Jahre zuvor und fast auf den Tag genau wurde bei ihm ein Gehirntumor diagnostiziert. Nachdem er eine Strahlentherapie erhalten hatte, einhergehend mit Haarausfall, wurde die maligne Gewebewucherung operativ entfernt. Seitdem war seine linke Körperseite gelähmt und eine Broca-Aphasie hatte sich entwickelt. Bei dieser Form der Sprachstörung erfolgt das spontane Sprechen langsam und stockend und wird von den Betroffenen als anstrengend empfunden. Der Weg bis zur Wiederaufnahme einer geringfügigen Beschäftigung war für ihn äußerst beschwerlich gewesen.

Nun war da wieder dieser Kopfschmerz. Die letzten Kontrolluntersuchungen verliefen allesamt positiv und lagen erst sechs Wochen zurück. Die Vernunft versuchte zu Thomas durchzudringen, um ihn zu beruhigen: *„Das ist nur stressbedingt. Mach dich nicht verrückt."*

Dennoch geriet Thomas in einen Teufelskreis zwischen Angst und Schmerz, zwischen Psyche und Körper. Die Angst vor einem Rückfall verstärkte den Schmerz und sprach: *„Oh nein! Der Tumor ist zurück."* Hinzu kam eine Erwartungsangst, von der er sich nicht distanzieren konnte. Hierbei richtete Thomas seine Aufmerksamkeit zunehmend auf das, was möglicherweise passieren könnte: ein Nachwachsen des Gehirntumors. *„An manchen Tagen"*, erzählte er mir, *„bin ich so auf die Angst fixiert, dass ich keinen klaren Gedanken mehr fassen kann."*

Gefangen in einem Teufelskreis

Unten stehende Abbildung Nummer 2 veranschaulicht die Dynamik der Erwartungsangst. Sie ist das eigentlich Pathogene, weil sie die Aufmerksamkeit auf ein Symptom fokal zentriert. Verfügt eine Person über eine ängstliche Charakterdisposition und eine vegetative Labilität, und hatte sie eine traumatische Erfahrung bei einer gering ausgeprägten Fähigkeit zur Selbsttranszendenz, gerät sie eher in einen angstneurotischen Kreisprozess (Lukas, 2006, S. 111). Folgende Dynamik wird dabei wirksam: Ein Symptom, beispielsweise der Kopfschmerz, erzeugt Angst, etwa Todesangst, die ihrerseits wiederum das Symptom, den Kopfschmerz, verstärkt. Dadurch kommt es, wie im Fall von Thomas, zu einem weiteren Anfluten des Schmerzerlebens und folglich zu einer Intensivierung des Angstgefühls bis hin zur Panikreaktion. Den Betroffenen ist es oftmals nur mit psychotherapeutischer Hilfe möglich, aus diesem Teufelskreis auszubrechen, weil sie zu Gefangenen ihrer selbst geworden sind und sich ständig „im Kreis drehen."

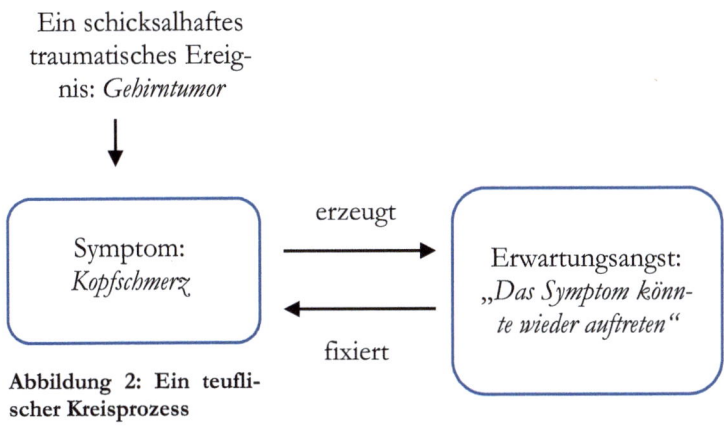

Abbildung 2: Ein teuflischer Kreisprozess

Menschen, die sich in einem derartigen Teufelskreis befinden, tendieren also dazu, sich selbst fortwährend und übermäßig zu beobachten. Zur Erwartungsangst gesellt sich auch noch ein Beobachtungszwang bzw. eine *„Überbewußtheit"* (Frankl, 2002, S. 172).

Thomas benötigte beim Einnehmen einer anderen Einstellung gegenüber der Angst vor einem Rezidiv Unterstützung. Er wurde dazu angehalten, die Formulierung *„Ich habe Angst"* als solche zu verstehen. Es handelt sich dabei um ein Symptom, das er „hatte", mit dem er sich jedoch nicht gezwungenermaßen identifizieren musste. Alleinig diese Erkenntnis half, die Angst eher zu bagatellisieren als zu dramatisieren und sich von ihr schließlich zu distanzieren. Die Distanzierung ermöglichte ihm, sich „neben" oder „über" das Angstgefühl zu stellen (Frankl, 1946, S. 143–144). Analog verhält sich ein bellender Hund, der noch mehr bellt, wenn nach ihm getreten wird. Wird jedoch sein Gebell ignoriert, würde er über kurz oder lang aufhören zu bellen (Frankl, 2002, S. 52), weil seiner Reaktion durch Abziehen der überhöhten Aufmerksamkeit die Nahrung entzogen wird.

Balancieren zwischen dem eigenen aktiven Tun und dem Sich-der-Welt-Übergeben

„Fehlt das Loslassen, wird das Wollen zum Zwang"
(Längle, 2003, S. 7).

Die Angst führte ihn zu jenem Hintergrund, in dem für ihn der Sinn seiner Existenz begründet lag: (Über-)Leben um jeden Preis. Er hing an seinem Leben. Thomas hatte eine panische Angst davor, sein Leben im Zuge eines Wiederaufflackerns der Krebserkrankung zu verlieren. Auch vor einem leidvollen Krankheitsprozess hatte er panische Angst und so versuchte er mit aller Kraft, die Oberhand über das Leben und dessen Vorsehung zu gewinnen, was sich beispielsweise in einem übermäßigen Sicherheitsstreben ausdrückte. Doch liegt dieses nicht im Bereich des menschlich Machbaren, weshalb Thomas auch seine „Existenz" nicht frei zur Entfaltung bringen konnte. Das Wesen und zugleich die Herausforderung menschlicher Existenz liegen im Ertragen des Wechselspiels zwischen dem eigenen aktiven Tun auf der einen Seite und einem vertrauensvollen Zulassen und Sich-der-Welt-Übergeben auf der anderen Seite. Unser Dasein bewegt sich von Geburt an unentwegt zwischen den Polen Leben und Tod, unabhängig davon, ob wir jung oder alt, gesund oder krank, gut oder bösartig veranlagte Menschen sind. Die Angst von Thomas hatte also Verweischarakter: Sie zeigte auf, welch überhöhte Werthaltung und nicht realisierbare Hoffnung (de-)reflektiert werden sollte. Nachdem Thomas die neurotische Dynamik verstanden und die Notwendigkeit, sich mit seiner Endlichkeit auseinanderzusetzen, erkannt hatte, begannen wir, literarische Texte zu lesen und im Kontext des eigenen Lebens zu interpretieren, beispielsweise jenen von Hermann Hesse mit dem Titel „Stufen" (2013, S. 676). In einer Passage heißt es: *„Wir sollen heiter Raum um Raum durchschreiten, an keinem wie an einer Heimat hängen* [...]. *Wohlan denn, Herz, nimm Abschied und gesunde!"*

PALLIATIVE CARE FÜR ALTE MENSCHEN

Demenz in Österreich: Zahlen und Fakten

Die Alterszusammensetzung der österreichischen Bevölkerung entspricht in etwa dem europäischen Durchschnitt. Aktuell leben 8,9 Millionen Menschen in Österreich. Davon sind ca. 443.000 Personen 80 Jahre und älter, das sind 5 % der Gesamtbevölkerung (Statistik Austria, 2019, o. S.).

Entsprechend steigen die Prävalenz[8] und Inzidenz[9] der Demenzerkankung: 2018 waren es 130.000 Erkrankte und 2050 werden es 230.000 sein. Die jährlichen Neuerkrankungen an Alzheimerdemenz bzw. vaskulärer Demenz in Österreich beliefen sich 2000 auf *nur* 12.900 bzw. 3.000 Fälle. Mitte des 21. Jahrhunderts werden jährlich etwa 37.900 Personen an einer Alzheimerdemenz und 7.900 Personen an einer vaskulären Demenz erkrankt sein. Zwei Drittel der Erkrankten sind Frauen, nicht wegen des Geschlechts, sondern aufgrund der erhöhten Lebenserwartung. Die Alzheimer-Krankheit ist für 60 bis 80 % der Demenzen verantwortlich, gefolgt von der vaskulären Demenz mit 15 bis 20 % und der Demenz mit Lewy-Bodies mit 7 bis 20 %. Andere Demenzformen sind selten (unter 10 %) und Mischformen sind häufig (BMASGK, 2019, o. S.; ÖAG, o. J., o. S.). Die meisten Heimbewohnenden lebten im Beobachtungszeitraum 2014 bis 2016 im Schnitt 1,6 Jahre in einer Altenpflegeeinrichtung und bezogen die Pflegegeldstufen 4 oder 5 (SV Träger, 2020). 2018 verstarben 3.971 Menschen an Demenz. Davon waren 3.406 Personen älter als 80 Jahre und 7,3 % der über 80-jährigen Verstorbenen wiesen als Todesursache Demenz auf (Statistik Austria, 2019, o. S.).

---

[8] Die „Prävalenz" bezeichnet die Häufigkeit einer Erkrankung zu einem bestimmten Zeitpunkt.

[9] Die „Inzidenz" bezeichnet die Anzahl der Neuerkrankungen innerhalb eines bestimmten Zeitraumes, z. B. innerhalb eines Jahres.

In Österreich berichten Pflegedienstleitende zunehmend über Schwierigkeiten, Pflegepersonal für mobile und stationäre Dienste zu finden. Neben der Frage der künftigen Finanzierung ist die Frage der Sicherstellung einer ausreichenden Personalabdeckung aktuell wohl das dringlichste Problem im Pflegebereich. Wie eine Schätzung auf Basis aktueller Projektionen zur Nachfrage nach Pflegedienstleistungen zeigt, werden im Bereich der mobilen und stationären Pflege und Betreuung bis 2030 rund 24.000 (Vollzeitäquivalente: 18.000) und bis 2050 79.000 (Vollzeitäquivalente: 58.000) zusätzliche Pflegekräfte benötigt (Stand 2016: 63.000 bzw. 45.000 Vollzeitäquivalente). Im Mittelpunkt einer Pflegereform müssen deshalb neben Ausbildungs- und Umschulungsoffensiven Maßnahmen stehen, die den Pflegeberuf attraktiver machen. Um 2035 wird die geburtenstärkste Altersgruppe den Arbeitsmarkt verlassen (WIFO, 2019, o. S.). Gemäß Bevölkerungsstatistik Austria waren Anfang 2019 19,4 % der österreichischen Bevölkerung unter 20 Jahre alt, 61,8 % zwischen 20 und 64 Jahre, 18,8 % 65 Jahre und älter. Der Zehnjahresverlauf von 1909 bis 1919 zeigt einerseits die deutliche Abnahme der jüngeren Altersgruppe und andererseits einen Zuwachs der Senior*innen. Von den drei Altersgruppen ist die Zahl der bereits pensionierten Menschen zwischen 2016 und 2017 mit 1,2 % am stärksten gewachsen (Statistik Austria, 2019, o. S.).

Angesichts fehlender kausaler Therapiemöglichkeiten, der zunehmenden Veralterung der Bevölkerung und der mit fortschreitender Demenz einhergehenden Pflegebedürftigkeit stellt sich die dringliche Frage, wie im Hinblick auf die gegenwärtige Ressourcenverknappung die pflegerische und medizinische Versorgung der Erkrankten künftig zu ermöglichen ist.

Alte und an Demenz Erkrankte sind palliativ betreuungsbedürftig

Um diese Patient*innengruppe über den gesamten Krankheitsverlauf kompetent begleiten zu können, bedarf es zunächst des Bewusstseins darüber, dass die WHO (2004, o. S.) die Bedeutung von Palliative Care für alte Menschen betont und die Erkrankten die Kriterien der Weltgesundheitsorganisation für Palliative Care erfüllen.

Vielfache Bedürfnisse schwer und unheilbar Erkrankter bedürfen einer mehrdimensional ausgerichteten Betreuung und Pflege durch ein interdisziplinäres Team. Jene Menschen, deren Kognitionsvermögen, Einsichts- und Urteilsfähigkeit im Zuge demenzieller Erkrankungen beeinträchtigt ist, benötigen überdies kompetente und ethisch geschulte Vertretende ihrer Willensbekundungen bzw. -orientierungen. Ethische Entscheidungen, etwa die Durchführung, Rücknahme oder Beendigung von Therapien, bedürfen einer Diskussion gemäß ethischen und rechtlichen Prinzipien, ehe sie umgesetzt werden. Beispielsweise sollte eine Einweisung von hochaltrigen und/oder an Demenz erkrankten Menschen in ein Krankenhaus nur im Ausnahmefall erfolgen, da die Lebenswelt der Betroffenen in der fremden Umgebung Krankenhaus überwiegend von Ängsten und von der Suche nach der vertrauten Umgebung oder nach den Bezugspersonen dominiert wird. Weil diese Patient*innen im Krankenhaus psychodynamisch meist unverstanden bleiben, erleben sie im Falle einer stationären Aufnahme oftmals eine existenzielle Krise.

Der zeitliche Beginn von Palliative Care bei alten Menschen

Da Heilung den an Demenz Erkrankten verwehrt bleibt, haben sie bereits vom ersten Augenblick an Anspruch auf Palliative Care. Multimorbidität im Zuge von Hochaltrigkeit und das damit einhergehende Auftreten einer Vielzahl an belastenden Symptomen im Zuge des „totalen Schmerzes" (Saunders, 1993, S. 42)

85

sind ausschlaggebend für einen palliativen Betreuungsansatz, dessen Umsetzung nicht erst die Todesnähe beginnt. Es ist davon auszugehen, dass je älter ein Mensch wird, desto umfassender seine Bedürfnisse in ganzheitlicher Sicht werden. Cicely Saunders waren die vielfachen Herausforderungen in Bezug auf die Betreuung und Pflege von an Demenz erkrankten Menschen bewusst: *„Ich habe mich bewusst der Versorgung von Tumorpatienten gewidmet. Ich wusste, dass es mir nicht gelingt, die Misere in der Versorgung unserer alten Mitbürger aufzugreifen. Das Problem ist mir zu groß gewesen"* (Saunders, 1999, zit. nach Husebø & Klaschik, 2006, S. 379).

Wer Angehörige über den Sterbeprozess informieren darf

Pflegende sind oftmals verunsichert, ob sie Angehörigen mitteilen dürfen, dass sich ein Mensch im Sterbeprozess befindet. Dies bringt sie in eine unangenehme Situation, da die Anzeichen des Sterbeprozesses bereits zu beobachten sind und auch von den An- und Zugehörigen wahrgenommen werden. Dennoch wagt niemand, darüber zu sprechen, aus Angst vor einer Kompetenzüberschreitung mit rechtlichen Konsequenzen. Im Rahmen einer Supervision äußerte eine Pflegeperson ihre Bedenken: *„Die Ärzte stellen den Tod fest, also obliegt es auch nur ihnen, die Angehörigen über den Sterbeprozess zu informieren."*

Wie das Geborenwerden ist auch das Sterben dem Leben zugehörig und somit eine natürliche Phase des Lebens und nicht unbedingt Ausdruck von Krankheit. Das Erkennen der Anzeichen eines Sterbeprozesses bedarf keiner medizinischen Diagnostik, vielmehr einer umfassenden Beobachtung der aus dem Leben Scheidenden durch die geriatrisch Pflegenden. Ein Angehörigengespräch über das Sterben bedarf der achtsamen, empathischen Kommunikation, ebenso der Fachkenntnis über die Anzeichen und den Verlauf des Sterbeprozesses. Pflegekräfte, ausgenommen jene, welche eine Heimhilfeausbildung absolviert haben, werden im Fach „Palliativpflege" unterrichtet. Die Anzeichen des Sterbeprozesses sind als Lehrinhalt im Ausbildungscurriculum für den gehobenen Dienst für Gesundheits- und Krankenpflege und für Pflegeassistenzberufe verankert. Dieses Unterrichtsfach ist zudem Teil der kommissionellen Abschlussprüfung (GuKG, 1999, 22b). Bedeutsam ist eine transparente Kommunikation innerhalb des interdisziplinären Teams über die aktuelle Befindlichkeit der sterbenden Bewohnenden. Im geriatrischen Langzeitpflegebereich sind Sterbeprozesse zumeist absehbar und die Kommunikation mit den An- und Zugehörigen obliegt überwiegend dem Pflegepersonal, auch deswegen, weil die niedergelassenen Ärztinnen und Ärzte nur zu den Visiten, also nur selten vor Ort sind.

Anders als in einem Alten- und Pflegeheim informieren im Akutkrankenhaus überwiegend Medizinerinnen und Mediziner die Patient*innen und Angehörigen über den Krankheitsverlauf und die -prognose sowie auch über den Sterbeprozess. Hilfreich für Pflegekräfte ist das Wissen darüber, welche Themen mit den Bewohnenden und Angehörigen seitens der Ärzteschaft bereits besprochen wurden bzw. über welche Themen sie selbst informieren wollen, um nicht aus Uninformiertheit und Unsicherheit zur *„Lüge am Sterbebett"* gezwungen zu werden.

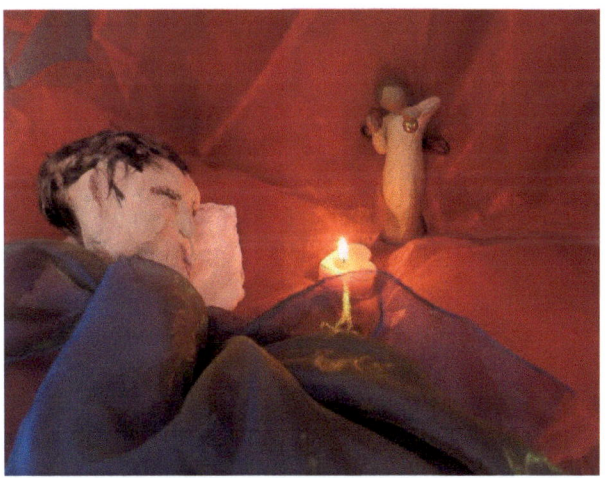

Abbildung 3: Über Sterben und Tod darf und soll in einer Langzeitpflegeeinrichtung für alte Menschen gesprochen werden

Künstliche Ernährung bei fortgeschrittener Demenz

Wird Menschen mit fortgeschrittener Demenz künstliche bzw. hochkalorische Nahrung, etwa über eine perkutane endoskopische Gastrostomie (PEG), verabreicht, verbessert dies weder die Aufnahme von Eiweiß noch den gesamten Ernährungsstatus. Forschungsergebnisse verdeutlichen, dass die künstliche Ernährung die subjektive Lebensqualität der Betroffenen nicht zu steigern und eine Verlängerung des Lebens nicht zu erwirken vermag (Cervo, Bryan & Farber, 2006, S. 12–13; Gillick & Volandes, 2008, S. 364–367). Laut Borasio (2014, S. 114) erweist sich die PEG nicht nur als unwirksam, sondern gar als schädlich. Vielfach erwiesen sind das erhöhte Aspirations- und Infektionsrisiko wie auch die erhöhte Sterblichkeitsrate dieser Patient*innengruppe (ebd., S. 115; Sampson, Candy & Jones, 2009, o. S.).

Gesellschaft und Demenz

Nie zuvor erreichten Menschen ein derart hohes Lebensalter wie seit Beginn des 21. Jahrhunderts. Doch steigt mit dieser Entwicklung auch die Wahrscheinlichkeit, an einer Alzheimer-Demenz zu erkranken. Einer tief gehenden Auseinandersetzung mit Demenz steht im Wege, dass diese Erkrankung immer noch einer gesellschaftlichen Stigmatisierung, Wetzstein spricht gar von *„Dämonisierung"* (2012, S. 184), unterliegt. Mit dem wachsenden Bedürfnis nach Hygiene und Komfort verringert sich in der Gesellschaft zudem die Bereitschaft, den Anblick und die Gerüche von Krankheit und Sterben zu ertragen (Wasner, 2012, S. 82). Insbesondere die späteren Phasen einer Demenzerkrankung, wenn kognitive und körperliche Beeinträchtigungen bereits stark ausgeprägt sind, finden unzureichende Beachtung, da die Diagnostik abgeschlossen und die medikamentöse Therapie eingeleitet ist. Die Betreuung und Pflege der Erkrankten, ebenso die Begleitung der oftmals besorgten bzw. mit Schuldgefühlen behafteten Angehörigen, liegen dann hauptsächlich bei den Pflegepersonen. Dies begründet sich auch darin, dass die Erkrankung vor allem als mentale Erkrankung angesehen und Ärztinnen und Ärzte zur Behandlung von Symptomen in der letzten Lebensphase nur selten von den Pflegekräften eingebunden werden. Angehörige von an Demenz erkrankten Menschen sind in besonderer Weise informations-, unterstützungs- und einbindungsbedürftig und benötigen Unterstützung darin, wie sie mit den an Demenz erkrankten Menschen in Beziehung treten und kommunizieren können.

Im Fokus medialer Berichterstattung stehen die steigende Anzahl pflegebedürftiger Menschen mit Demenz im Zuge des demografischen Wandels und die hohen Kosten für deren Unterbringung und Pflege. Unter dem Eindruck gesamtgesellschaftlicher ökonomischer Interessen steigt bei den Erkrankten die Tendenz zur antizipatorischen Selbstverachtung. Damit eng verwandt sind die Angst vor dem Würdeverlust und die Scham, die mit dem Verlust sozialer Fähigkeiten einhergeht. Einen immensen emotionalen Schmerz erfährt ein an Demenz erkrankter Mensch allerdings dann, wenn er sich inmitten all jener Menschen, die ihn funktional versorgen, allein gelassen fühlt.

Herausforderungen für Altenpflegekräfte

In einer von mir durchgeführten Studie untersuchte ich die Herausforderungen für Altenpflegekräfte. Einige Ergebnisse darzulegen ist mir ein Anliegen, weil darin die Würdigung von Altenpflegekräften durch die Heimbewohnenden ehrlich zum Ausdruck kommt.

Im Zuge von vierzehn nicht-strukturierten Interviews wurden Bewohnende von Alten- und Pflegeheimen zum subjektiven Erleben in der Einrichtung, zu möglichen Belastungen von Pflegekräften und deren Umgang damit befragt. Zudem wurde erhoben, was Pflegepersonen besonders gut gelingt und was sie aus Sicht der Bewohnenden noch besser können sollten. Im Zuge der quantitativen Untersuchung wurden 137 nicht-standardisierte Fragebögen statistisch ausgewertet. Befragt wurden Pflegepersonen aus fünf Alten- und Pflegeheimen, in denen das oberösterreichische Schulungsprojekt „Hospizliche und palliative Sorge um alte Menschen" innerhalb der vergangenen fünf Jahre durchgeführt wurde (Wöger, 2019, S. 9–10).

Mein Ziel lag in der Verfassung eines Seminarkonzeptes, das sowohl den fachlichen Ansprüchen als auch den Bedürfnissen der Pflegenden gerecht wird. Mehr als die Hälfe der Studienteilnehmenden, das waren 88 Pflegende aus der geriatrischen Langzeitpflege (66 % der Proband*innen), erachteten die Gesprächsführung mit kritischen und/oder fordernden Angehörigen als (sehr) belastend. Der Zeitmangel wurde gar von 130 Personen, das waren 98 % der Proband*innen, als (sehr) belastend eingeschätzt (Wöger, 2019, S. 168–169).

Herausforderungen für Altenpflegekräfte aus der Sicht von Heimbewohnenden

Ausführlicher möchte ich nun auf die Ergebnisse der Befragung der Heimbewohnenden im Rahmen dieser Untersuchung eingehen. Ich sprach mit ihnen über die Herausforderungen des Pflegepersonals. Sie erzählten von der Fülle an zu bewältigenden Aufgaben Pflegender, sowohl am Tag als auch in der Nacht. Die interviewten Bewohnenden nannten konkrete Ursachen für den Zeit- und Personalmangel: Sonn- und Feiertage, Pensionierung, Krankenstände und Urlaubszeit.

Eine Probandin litt insbesondere an den nächtlichen langen Wartezeiten bei dringlichem Ausscheidungsbedürfnis: *„Bis die* (Schwester) *bei mir herunten ist, dauert das eine Stunde und ich weiß nicht, wie ich es* (die Harn- und/oder Stuhlausscheidung) *zurückhalten soll"*, und weiter: *„Ich habs dann dahalten. Aber was das für ein Kampf ist."* Die Dame fühlte sich beschämt und körperlich unwohl, wenn sie ihre flüssige und/oder geformte Ausscheidung bei angelegter Inkontinenzhose tätigen muss. Die Heimbewohnenden müssen oft lange Wartezeiten in Kauf nehmen und sind nach Ansicht einer weiteren Probandin die *„Draufzahler"* für den Personalengpass. Ein Bewohner sagte: *„„Gleich!' Gleich ist ein langes Wort"* und kann bis zu einer Stunde Liegen im eigenen Urin bedeuten, etwa wenn sich der Urinauffangbeutel von der Urostomaplatte ablöst. Diesen Umstand auszuhalten, sei auch für die Pflegekräfte *„nicht leicht"*, so eine Bewohnerin, die zudem von einer *„Hasterei"* der Pflegekräfte spricht (Wöger, 2019, S. 182).

Heimbewohnende schätzen die Pflegenden und ihr Wirken sehr

Eindrücklich war, wir sehr die alten Menschen das Engagement der Pflegenden würdigten und wie dankbar sie für die herzlichen Beziehungen zu ihnen waren. Einige Bewohnende bestätigten mir mit Überzeugung, dass sie auch dann im Alten- und Pflegeheim leben wollen, wenn sie hochgradig pflegebedürftig und/oder an Demenz erkrankt sind, obwohl wegen des Personalmangels Wartezeiten in Kauf zu nehmen sind.

Durchweg sprachen die Proband*innen den Pflegekräften eine hohe Fachkompetenz zu. Sie fühlten sich kompetent betreut und blickten auch einer Zukunft unter dem Aspekt einer Pflegebedürftigkeit und Abhängigkeit von anderen zuversichtlich entgegen. Eine weitgehend selbstständige Bewohnerin antwortete auf die Frage, wie es ihr im Hinblick auf eine Zukunft unter diesem Aspekt ergehe, zuversichtlich: *„Na, da habe ich gar keine Sorge"*, weil: *„Die sind echte Pflegeprofis"* (Wöger, 2019, S. 185).

Durchgängig fühlten sich die von mir interviewten alten Menschen in der Alten- und Pflegeeinrichtung (sehr) wohl. Auf die Frage, wie sie das Wohnen im Heim erlebten, antworteten sie beispielsweise *„Nur gut"*, *„Mit allem zufrieden"*, *„Ich bin froh, hier sein zu dürfen"* und *„das Pflegepersonal […] ist super."* Ein Proband erlebte den Heimeintritt seelisch und körperlich als einen schmerzvollen Prozess, und im Rückblick darauf erzählte er: *„Ich muss schon sagen, das* (aktuelle Wohlbefinden) *habe ich alles dem Personal und der guten Pflege zu verdanken"* (Wöger, 2019, S. 181).

Zwei Probandinnen thematisierten den nächtlichen Engpass an Personal: *„Nur zwei Personen für 100 Leute.“* Anerkennend würdigten sie die nächtlichen Kontrollgänge, die trotz Personalmangels zu gewissen Zeiten verlässlich durchgeführt werden: *„Da sind ja zur zwei da und die kommen trotzdem dreimal zu mir rein.“* Die Bewohnenden fühlen sich dadurch gut beobachtet und erfahren eine sichere, auch vorausschauende Pflege. Dass auf die Notwendigkeit der Durchführung pflegerischer Prophylaxen, etwa der Sturzprophylaxe, seitens der Pflegenden wiederholt und liebevoll hingewiesen wird, schätzten die Bewohnenden: *„Sie* (die Pflegenden) *sagen immer: ‚Bleiben Sie liegen, bis wir kommen!‘“* Die alten Menschen sprechen vom Wohlwollen und von der (Um-)Sorge der Pflegenden ihnen gegenüber, nicht etwa deswegen, um sich selbst die Pflegearbeit zu erleichtern, sondern um die physische Sicherheit der Bewohnenden zu gewährleisten (Wöger, 2019, S. 182).

Die Betreuung von laut rufenden, desorientierten und/oder motorisch unruhigen Patient*innen ist eine häufig beobachtete und geäußerte Belastung für Pflegekräfte aus Sicht der alten Menschen: *„Die machen viel mit.“* Eine Bewohnerin erzählte bezugnehmend auf einen Patienten, der nicht allein gehen konnte und im Zuge einer Demenzerkrankung verwirrt und motorisch unruhig war, dass er aus dem Bett zu stürzen drohte und sehr viel Betreuungszeit und Aufsicht benötigte. Doch begegneten ihm die Pflegenden durchweg geduldig und wertschätzend. Ein Herr erzählt von einer oftmaligen nächtlichen Situation: *„Die Schwester legt den ins Bett hinein, kaum dreht sie sich um, steht der wieder auf und ist davon..“* Ebenso berichtet eine andere Probandin von der Geduld der Pflegenden im Umgang mit desorientierten Personen, die *„schwieriger sind“*, weil sie *„so schreien.“* Besonders zuwendungsbedürftige Patient*innen beschreibt eine blinde Frau als *„recht lästig“*, weil sie annehmen, dass sie die Einzigen seien, die Betreuung benötigten. Im Interview kommt zum Ausdruck, dass damit jene Personen gemeint sind, die sich gegenüber den bemühten Pflegekräften ungeduldig und fordernd verhalten (Wöger, 2019, S. 183).

Ein anderer Mann schätzte die Empathie und Hilfsbereitschaft der Pflegenden. Trotz Zeitnot wird die verfügbare Zeit jenen Bewohnenden zuteil, die einen Gesprächs- und Zuwendungsbedarf haben. *„Wenn eine Schwester in eine Richtung unterwegs ist, dann klingelt es in der anderen. Und dann fragt sie halt schnell: ‚Was brauchen s' denn?' und so. Dann schüttet halt geschwind wer schnell sein Herzerl aus. Und sonst sagen sie immer: ‚Bitte ein bisserl warten, ich komme um die und die Zeit.'"*

Die alten und interviewten Menschen spüren, dass die Pflegenden ihren Beruf gerne ausüben, und glauben, dass dies eine Ressource für die Bewältigung vielfacher Herausforderungen darstellt: *„Trotz allem bemühen sie sich auch, dass ein fröhliches Klima herrscht"*, so ein hochbetagter Mann (Wöger, 2019, S. 184).

Auch über den Zusammenhalt im Team sprach ich mit den alten Menschen. Alle waren der Ansicht, dass die Pflegenden untereinander *„zusammenhalten"*. Der Umstand, dass die Pflegenden untereinander kooperieren, wirkte sich auf einen Bewohner *„beruhigend"* aus (Wöger, 2019, S. 185).

ANGEHÖRIGENBEGLEITUNG

Begriffe „Angehörige" und „emotional Zugehörige"

Das Strafgesetzbuch legt folgende Definition für „Angehörige" vor:

(1) Unter Angehörige einer Person sind ihre Verwandten und Verschwägerten in gerader Linie, ihr Ehegatte oder eingetragener Partner und die Geschwister des Ehegatten oder eingetragenen Partners, ihre Geschwister und deren Ehegatten oder eingetragene Partner, Kinder und Enkel, die Geschwister ihrer Eltern und Großeltern, ihre Vettern und Basen, der Vater oder die Mutter ihres Kindes, ihre Wahl- und Pflegeeltern, ihre Wahl- und Pflegekinder sowie Personen, über die ihnen die Obsorge zusteht oder unter deren Obsorge sie stehen, zu verstehen.

(2) Personen, die miteinander in Lebensgemeinschaft leben, werden wie Angehörige behandelt, Kinder und Enkel einer von ihnen werden wie Angehörige auch der anderen behandelt. (StGB, 1974, § 72)

Im Kontext von Palliative Care werden der Begriff und das Verständnis von Angehörigen jedoch weiter gefasst als dies im StGB festgelegt ist. Neben Verwandten gibt es jene Personen, die den Kranken emotional zugehörig sind, mit ihnen eine nahe und vertrauensvolle Beziehung haben, weshalb auch von „den Patient*innen Zugehörigen" gesprochen wird. Das sind beispielsweise Freunde, Nachbarschaft oder langjährige Wegbegleitende.

Begleitung von kritischen und fordernden Angehörigen

Wenn ich mir die hauptsächlichen Inhalte im Rahmen meiner Seminartätigkeit in Alten- und Pflegeheimen vergegenwärtige, so dominiert oftmalig diese Thematik: Der Stress der Pflegenden im Umgang mit An- und Zugehörigen, die *„kritisieren und fordern"*, so der Tenor vieler Schulungsteilnehmenden.

Eine Pflegende erzählte diese Situation: Eine hochbetagte und schwerkranke Frau kam zur Kurzzeitpflege in das Altenheim. Wenige Tage nach der Aufnahme verschlechterte sich ihr Zustand und sie befand sich im Prozess des Sterbens. *„Der Ehemann steht täglich auf der Matte",* erzählte sie genervt, zugleich auch beschämt ob der Ausdrucksweise. Auf die Frage, was sie konkret belastete, antwortete sie: *„Er steht ständig dazwischen und ich kann meine Arbeit nicht machen."* Mit „dazwischen" war der verfügbare Raum zwischen ihr und der Bewohnerin gemeint, den der Ehemann einnahm, weil er nicht von der Seite seiner Gattin wich. Mit „Arbeit" verwies sie auf den Wechsel der Inkontinenzversorgung. *„Außerdem nervt mich sein vorwurfsvoller Unterton: ‚Warum liegt meine Frau noch immer im Bett?', ‚Warum hat sie noch nicht mehr getrunken?' usw. Egal, worum es geht, Essen, Trinken oder Lehnstuhlsitzen, ständig dieses ‚Warum?' Und rundherum läuten überall die Glocken* (Schwesternrufe).*"* Ich war dieser Teilnehmerin dafür dankbar, dass sie mutig und wahrhaftig von ihrem Erleben berichtete, ohne es zu beschönigen, denn nur so konnte die Thematik der „Begleitung von kritischen und fordernden Angehörigen", die vor allem ein emotionales Thema ist, einer vertiefenden Auseinandersetzung zugeführt werden. Meiner Erfahrung nach ist es bedeutsam, dass Pflegepersonen im Rahmen von Fort- und Weiterbildungen die Möglichkeit des Erzählens bekommen, und dass nicht nur fachliche Aspekte gelehrt werden. Pflegende haben im Hinblick auf die Begleitung der Angehörigen einen wirklich hohen Gesprächsbedarf. Sie sind weder Kommunikationsexpert*innen noch verfügen sie über psychotherapeutische Kompetenzen. Dennoch unterstützen sie Bewohnende und An- und Zugehörige in Ausnahmesituationen des Lebens, die von einer emotionalen Dichte und Bewegtheit begleitet sind. Dazu gehören Multimorbidität, rasche Krankheitsprogredienz, langsam oder akut anflutende Kontrollverluste über körperliche, soziale und geistige Fähigkeiten, Leid- und Verlusterfahrungen einhergehend mit Angst, Ohnmacht und Trauer, um einige davon aufzuzählen.

Bei einem Seminar im Rahmen des Projektes „Hospizliche und palliative Sorge um alte Menschen"[10] leite ich die Auseinandersetzung zum Thema „Begleitung von kritischen und fordernden Angehörigen" zumeist mit dem Foto einer alten Dame ein. Diese sitzt in einem Sessel und deutet mit dem Zeigefinger nach oben zur Decke. Dann frage ich die Teilnehmenden, welchen Beruf sie wohl ausgeübt habe. Mehrheitlich wird davon ausgegangen, dass sie Lehrerin war. Einige wenige meinen, dass sie vielleicht auch politisch tätig gewesen sei. Ich stelle weitere Fragen: *„Was glauben Sie, wie viele Kinder brachte diese Frau zur Welt?"* Auch hierzu besteht Konsens darüber, dass sie Mutter vieler, mindestens von fünf Kindern war. Zudem bitte ich die Teilnehmenden, sich Gedanken über die Werthaltungen der Eltern dieser Frau auf dem Foto zu machen, worin ihre Begabungen und Schwächen liegen könnten, welche Schuld sie im Laufe des Lebens möglicherweise auf sich geladen hatte, welche Einstellung sie zu Leid und Tod haben könnte, wer sie in der Entwicklung ihrer Religiosität am meisten prägte und auch, welches ihre Lieblingsmahlzeit sei. Es ist kaum zu glauben: Auf eine jede Frage bekomme ich Antworten. Wenn ich die Antworten dann hinterfrage, etwa indem ich genau wissen möchte, was dazu beigetragen hatte, damit sie bestimmte Stärken entwickeln konnte, erhalte ich wiederum detailgenaue Schilderungen. All das, obwohl niemand diese Frau je gesehen und mit ihr auch nur ein Wort gesprochen hatte.

Nach einer Weile beende ich diese Szenerie. Wenn die Gruppe mit der Aufmerksamkeit wieder ganz bei mir und still ist, frage ich: *„Was genau passiert hier?"* Einige beginnen verhalten zu schmunzeln und sagen: *„Das ist reine Interpretation"* oder *„Naja, wir schubladisieren hier."* *„Und wer trägt hierfür die Verantwortung?"*, frage

---

[10] Ausführliche Informationen über das Projekt sind auf den Seiten 13–19 dargelegt.

ich nach. „*Na Sie! Sie haben uns all diese Fragen gestellt und wir haben brav geantwortet.*" Angesichts der Absurdität, die sich in dieser kleinen Intervention groß auftut, ist irgendwann entlastendes Lachen zu vernehmen. Es ist spannend zu sehen, was das Foto einer fremden Frau mit nach oben gestrecktem Zeigefinger alles an vermeintlichen Wahrheiten zutage bringen konnte.

Im Seminar erforschen wir jene Personen und Situationen, die mit Erinnerungen an einen erhobenen Zeigefinger verknüpft sind. Gefühle von Ungerechtigkeit, Unbehagen und Angst, Schuldhaftigkeit und Bestrafung, Ermahnung und Disziplinierung, oftmals aus der Zeit der Kindheit und Jugend, kommen den Teilnehmenden in den Sinn. Im alltäglichen Geschehen wirken diese Erinnerungen unbewusst und beeinflussen die Kommunikation mit kritischen und fordernden Angehörigen in negativer Weise, sofern sie nicht reflektiert werden.

Je belastender Pflegende die Altenarbeit erfahren, desto höher ist die Tendenz, die eigene Unzufriedenheit darüber auf ein Außensystem zu projizieren. Hierzu bieten sich besonders die kritischen und fordernden Angehörigen an, die zu Besuch ins Alten- und Pflegeheim kommen und dann wieder nach Hause gehen. In ihrer Abwesenheit wird über sie geschimpft. Manche Pflegende äußern beschämt: „*Genauso läuft es oft ab.*" Mit humorvollem Unterton lege ich noch etwas nach: „*Natürlich trage ich die alleinige Verantwortung über all das, was über diese Frau auf dem Foto gesagt wurde, denn ich habe ja danach gefragt. Sie alle sind mir ausgeliefert und haben selbst keinen Freiraum, um sich gegen diese Mutmaßungen zu entscheiden.*"

Diese methodische Vorgehensweise ist aufdeckend und provokativ. Es ist wichtig, Teamdynamiken, die vor allem unter Stress aktiviert werden, bewusst zu machen. Ansonsten sind sie schwer zu durchbrechen. Pflegekräfte sollen erkennen, dass sie nicht hilflose Opfer der Umstände sind, sondern selbst wählen, entscheiden und gestalten können, wie sie mit einer herausfordernden (Gesprächs)Situation umgehen wollen. Es bedarf der Bewusstmachung, dass ein verantwortungs- und respektvoller Umgang mit Angehörigen bei jeder und jedem Einzelnen selbst liegt.

Hilfreiche Haltungen gegenüber Angehörigen

Schätzungen zufolge verläuft der überwiegende Teil der Kommunikation nonverbal über Blicke, Mimik, Gestik, Habitus und Körperhaltung. 7 % gehen auf das Konto des artikulierten Inhalts, 38 % auf das der Stimme und Sprechweise und 55 % auf das der übrigen Körpersprache (Argyle, 2002, S. 108). Die Weise wiederum, in der wir nonverbal kommunizieren, wird von unseren Einstellungen beeinflusst. Diese bilden wir infolge von familiärer Prägung und Sozialisation aus. Wollen wir die Kommunikation verbessern, etwa mit herausfordernden Angehörigen, bedarf es demnach primär einer Arbeit an der inneren Einstellung, mehr noch als an den verbalen Formulierungen. „Was" wir vermitteln, ist selbstverständlich wichtig. Noch bedeutsamer ist, „wie" wir etwas sagen. Die nettesten Worte können Abweisung auslösen, wenn die dahinterstehende Haltung abweisend ist. Ein „Schön, dass Sie da sind", obwohl die Anwesenheit eines Angehörigen, der sich einem schon wieder fragend zuwendet, alles andere als „schön" ist, kann bei diesem das Gefühl des Nicht-Willkommenseins hervorrufen. Die Arbeit an der Einstellung gegenüber kritischen und fordernden An- und Zugehörigen erfordert die Bereitschaft, das eigene Kommunikationsverhalten zu reflektieren, weshalb ich auch von *„Haltungs-Arbeit"* spreche. Zugunsten eines guten Miteinanders zwischen Betreuenden und Angehörigen erweisen sich folgende Haltungen bzw. Einstellungen als hilfreich:

◊ *Angehörige intendieren Gutes!*
Angehörige wollen einem geliebten Menschen keinen Schaden zufügen. Hingegen setzen sie sich für sein Wohlbefinden und für eine optimale Versorgung ein.

◊ *Angehörige sind zutiefst wert- und sinnstrebend!*

Erkrankt ein Familienmitglied schwer, besteht die Gefahr, dass ein bisher für stabil erfahrenes Wertgefüge erschüttert wird, etwa wenn sich die Mutter, die das Zentrum der Familie bildete, im Sterbeprozess befindet.

◊ *Angehörige befinden sich in einer Ausnahmesituation und reagieren bestmöglich!*
Ausnahmesituationen bringen Ausnahmereaktionen hervor, vor allem dann, wenn sie erstmalig im Leben auftreten. Wenn es auch Vorerfahrungen im Umgang mit Tod gibt, so ist der Abschied von der Lebenspartnerin/dem Lebenspartner oder der von den Eltern dennoch außergewöhnlich und besonders schmerzhaft.

◊ *Eine Person ist nicht mit ihrem Verhalten gleichzusetzen!*
Das Verhalten einer angehörigen Person kann in einer Ausnahmesituation unangebracht, gar beleidigend sein. Dennoch ist eine Person deswegen grundsätzlich nicht bösartig, vielmehr unterstützungs-, vielleicht auch trostbedürftig.

In der Wahl der Einstellung ist jeder Mensch frei. Ähnlich wie bei einem Kameraobjektiv kann jede und jeder wählen, welche Einstellung sie oder er gegenüber einer (emotional) angehörigen Person einnehmen möchte oder soll. Darin zeigt sich der Unterschied zwischen Fachkräften und Unkundigen.

„Einfühlung ins Du"

Dass Angehörige mit der Thematik des Sterbens häufig überfordert sind, *wissen* die Pflegenden: *„Ja, das ist eh klar."* Und schon setzen sich die Klagen über sie mit *„Ja, aber"* usw. fort. Mit der folgend beschriebenen Intervention führe ich die Pflegenden ins Erleben der Angehörigen. Dabei intendiere ich eine „Einfühlung ins Du".

Zunächst bitte ich eine Seminarteilnehmerin, zu mir zu kommen. Sie soll sich in den Angehörigen einer Heimbewohnerin, z. B. Herrn X, einfühlen und dann laut und vorwurfsvoll zu mir, ich habe die Rolle der Pflegenden inne, sagen: *„Warum liegt meine Frau noch immer im Bett?"*

Danach stellt sich ein Seminarteilnehmer hinter seine Kollegin. Er symbolisiert die Sorge *hinter* dem Vorwurf. *„Bitte spüren Sie, welche Sorge, welcher Kummer, welche Angst hinter dem Vorwurf steht"*, fordere ich ihn auf. Ein imaginärer Vorhang wird geöffnet und nun steht hinter dem präsentierten Thema ein weiteres auf der Seminarbühne: *„Ich sorge mich, dass meine Frau noch schwächer wird, wenn sie zu lange im Bett liegt"*, antwortet der Krankenpfleger.

Ich bitte eine dritte Person, sich hinter den zweiten Seminarteilnehmer zu stellen. Wieder öffnen wir einen imaginären Vorhang: *„Bitte spüren Sie, welche Sorge, welcher Kummer, welche Angst hinter der Sorge steht, dass die Frau schwächer werden könnte."* Diese Teilnehmerin antwortet: *„Es könnte sein, dass sie gar nicht mehr aufstehen kann."*

Die Gruppe wird immer ruhiger, zugleich ein-sichtiger.

Hinter der dritten Person steht bald eine vierte Pflegekraft. Ihre hintergründige Sorge, die wiederum beim Öffnen des imaginären Vorhangs zutage tritt, lautet: *„Ich habe Angst davor, dass meine Frau sterben könnte. Wir haben 45 Jahre gemeinsam gelebt. Ich weiß nicht, wie es weitergehen soll ohne meine Frau."*

Die deutsche Lyrikerin mit jüdischen Wurzeln Mascha Kaléko, 1907–1975, ahnte, welchen zerberstenden Schmerz die Trauer um einen geliebten Menschen mit sich bringt und dass ein Weiterleben ohne den geliebten Menschen eine enorme und zentrale Lebensherausforderung bedeutet. Nachdem ihr Ehemann Vinaver herzkrank geworden war, verfasste Kaléko 1945 das Gedicht „Memento" (2017, S. 9). Auch durch den Tod ihres musikalisch hoch talentierten Sohnes Steven, er war ebenfalls schwer krank, durchlitt Kaléko einen tiefen Abschiedsschmerz.

Vor[11] meinem eigenen Tod ist mir nicht bang,
Nur vor dem Tode derer, die mir nah sind.
Wie soll ich leben, wenn sie nicht mehr da sind?

Allein im Nebel tast ich todentlang.
Und lass mich willig in das Dunkel treiben.
Das Gehen schmerzt nicht halb so wie das Bleiben.

Der weiß es wohl, dem gleiches widerfuhr;
Und die es trugen, mögen mir vergeben.
Bedenkt: den eignen Tod, den stirbt man nur,
Doch mit dem Tod der anderen muß man leben.

Die obig beschriebene Intervention „Einfühlung ins Du" zeigt, dass es nicht hilfreich ist, sich gegenüber den Angehörigen mit den präsentierten Vorwürfen und Klagen zu rechtfertigen. Überlastete Pflegende fühlen sich durch Angehörige öfter persönlich angegriffen als ausgeglichene, weshalb sie Gespräche häufiger als andere an das leitende Pflegepersonal oder an die Ärzteschaft delegieren. Darüber hinaus erteilen sie durchweg sachliche Informationen. Doch handelt es sich bei einer vorausgehenden Trauer angesichts eines bevorstehenden Abschiedes nicht um ein sachliches, sondern um ein zutiefst emotionales Thema der Angehörigen. Pflegekräfte benötigen ein Mehrverständnis darüber, wie verzerrt und verhüllt sich das Bedürfnis nach emotionalem Beistand zeigen kann und wie die psychosoziale Begleitung der Angehörigen, auch dann, wenn sie klagend oder kritisierend an die Pflegenden herantreten, erfolgen kann. Auch hierin wird fachliche Kompetenz deutlich, der zufolge Pflegende *reflektiert reagieren* anstatt *reflexartig zu agieren*.

---

[11] Das Gedicht von Mascha Kaléko wurde originalgetreu wiedergegeben.

Von dem österreichischen Maler und Vertreter des Jugendstils Gustav Klimt, 1862–1918, wird erzählt, dass er sich mit einigen Personen, die er später porträtierte, zuvor mehrmals zum Spaziergang getroffen habe, um auch das „innere Wesen" dieser Menschen zu erfassen. Baron Anton Knips erteilte Klimt den Auftrag, er möge seine Gattin Sonja malen. Sonja stammte aus einer alten und angesehenen österreichischen Offiziersfamilie und heiratete 1896 den Baron. Das ungleiche Paar hatte kaum Gemeinsamkeiten. Während der Baron das Stadtleben liebte und diversen Interessen nachging, unternahm seine Gattin ausgedehnte Spaziergänge, engagierte sich gesellschaftlich und frönte der modernen Kunst. Doch ihr Gesundheitszustand verschlechterte sich. Sie wurde zunehmend antriebsloser und depressiver. Der Baron geriet in Sorge, dass seine Frau sterben könnte, weshalb er von ihr ein von Klimt geschaffenes Gemälde für die Ahnengalerie in Auftrag gab. Ein Foto aus dem Jahr 1898 zeigt die Baronin stehend und etwas übergewichtig, bekleidet mit einer weißen Bluse und einem langen schweren schwarzen Rock, mit hängenden Schultern und einem ausdruckslosen leeren Blick. Sie sah bedeutend älter aus als sie tatsächlich war.

Doch wie malte Klimt die Baronin noch im selben Jahr? Er malte sie schlank und zierlich und kleidete sie in ein weißes Kleid aus leichtem Tüll. Die Baronin schien sich von einem Sessel erheben zu wollen, um aufzustehen. Der Gesamteindruck, den die Person der Baronin ausstrahlte, war ein dynamischer. Ihr Oberkörper war aufgerichtet, der Blick klar und offen, jedoch auch ernsthaft. So wie Klimt sie gemalt hatte, sah sie tatsächlich aus wie eine 24-Jährige. Das wunderschöne Gemälde wurde in der Villa des Paares aufgehängt, an einer Stelle, an der die Baronin mehrmals am Tag vorbei ging und es immer dann sehen konnte.

Zehn Jahre später. Die Baronin ist nicht gestorben. Es gibt ein weiteres Foto von Sonja Knips. Ihr Ausdruck überrascht, denn zu sehen ist eine wunderschöne, anmutige und persönlichkeitsgereifte Frau. Zwischenzeitlich leitete sie in Wien den Kultur-Jour-Fix für Frauen aller sozialer Schichten. Sie hatte wohl ihre Identität durch die Übernahme einer sinnvollen Aufgabe gefunden. Das Ölgemälde der 24-jährigen Baronin, so wie Klimt sie gemalt hatte, ist in der Galerie Belvedere in Wien ausgestellt.

Welche Bedeutung könnte der Klimt-Blick für die Angehörigenarbeit haben? Wolfgang von Goethe (1765) sagte: *„Wenn wir […] die Menschen nur nehmen, wie sie sind, so machen wir sie schlechter. Wenn wir sie behandeln, als wären sie, was sie sein sollten, so bringen wir sie dahin, wohin sie zu bringen sind."* Mit diesem Zitat verweist von Goethe auf die Legende von Pygmalion und Galatea. Der griechischen Sage nach war Pygmalion ein Bildhauer aus Zypern, der eine Skulptur schuf und dabei das Ideal der perfekten Frau vor seinem inneren Auge sah. Die Figur war derartig schön, dass er sich in die selbst erschaffene Statue verliebte. Schließlich erbarmte sich Aphrodite, die Göttin der Liebe, und ließ die Statue lebendig werden.

Achtsame Einbindung in die Betreuung und Pflege

Angehörige und andere den Erkrankten emotional zugehörige Personen sollen, sofern dies von den Betroffenen erwünscht ist, in den Pflege- und Behandlungsprozess eingebunden werden. Im Hinblick auf die Art und das Ausmaß der Einbindung muss zunächst die zuvor gelebte zwischenmenschliche Beziehung beobachtet und mit den Betroffenen respektvoll thematisiert werden. Es wäre unpässlich, würde eine Pflegeperson den Sohn einer alten Frau bei der Körperpflege einbinden, wenn er noch nie zuvor die Mutter entblößt gesehen hat und diese Weise von Intimität auch in ihrer Sozialisation nicht verankert ist. Beide, Mutter und Sohn, kämen zwangsläufig in eine verstörende und peinliche Lage. Hat hingegen eine Tochter die Mutter zu Hause gepflegt und beide wollen diese Nähe auch im stationären Kontext zulassen, liegt die Aufgabe der Betreuenden darin, die entsprechenden Rahmenbedingungen und den Schutz zur Privat- und Intimsphäre den Wünschen der Betroffenen gemäß bereitzustellen. Dies kann die Sorge um Ungestörtheit sein, etwa durch ein Türschild mit der Aufschrift „Bitte nicht eintreten".

Der Angehörigenwagen

Der Angehörigenwagen ist ein Wagen, der mit Utensilien für die Angehörigen von sterbenden Bewohnenden eines Alten- und Pflegeheimes bestückt ist. Optional kann auch ein Kasten oder eine Kommode ausgestattet werden. Oftmals finden sich im Keller der Einrichtungen alte und nicht mehr benötigte Möbelstücke, die mit etwas Kreativität und handwerklichem Geschick adaptiert werden können. Ein Wagen hat den Vorteil, dass er beispielsweise in das Zimmer einer Bewohnerin/eines Bewohners gefahren werden kann. Während den Angehörigen die einzelnen Utensilien und deren Verwendungszweck erklärt wird, kommen Pflegende leichtgängig und zeitgerecht mit den Angehörigen ins Gespräch über den Sterbeprozess. Diese wiederum erfahren, wie sie den Sterbenden Gutes tun können. Im Wagen bzw. in dem Mobiliar befinden sich beispielsweise folgende Utensilien:

Der Wagen beinhaltet Musik-CDs, Texte und Informationsmaterial

Die Utensilien ermöglichen den Angehörigen, sich zeitgerecht über das Sterben zu informieren und sich auf diese Lebensphase vorzubereiten. Im Wagen befindet sich eine Mappe mit religiösen und überkonfessionellen Texten und Liedern, sowohl für kirchennahe als auch für der Kirche fernstehende Menschen. Ein Buch mit Gebeten, auch die Bibel, werden in dieser Lebensphase von christlich Gläubigen geschätzt, auch um selbst Trost zu erfahren. Bücher und Geschichten, welche die Themen rund um „Liebe", „Abschied" und „Hoffnung" zum Inhalt haben, erweisen sich in dieser Phase als psychische und spirituelle Quellen. Angehörige könnten beispielsweise darin lesen, um zur Ruhe zu kommen und um Kraft zu schöpfen oder um den geliebten Menschen durch Vorlesen zu beruhigen. Auch eine Liedermappe könnte im Wagen aufbewahrt werden. CDs mit ruhiger Instrumentalmusik werden gerne gespielt. Da sterbende Menschen ein hohes Schlafbedürfnis haben, nutzen begleitende Angehörige oftmals die Zeit, um sich über diese letzte Lebensphase zu informieren. Es sollte daher verständlich verfasstes Informationsmaterial bereitliegen, etwa zu häufig gestellten Fragen von Angehörigen sterbender alter Menschen: Leiden Sterbende an Hunger oder Durst? Erfahren sie die rasselnde Atmung belastend? Tut Sterben weh? In welcher Weise kann ich als Angehörige*r dem sterbenden Menschen noch Gutes tun? Usw.

Utensilien für einfache Pflegehandlungen zur Förderung des Wohlbefindens

Im Angehörigenwagen befinden sich beispielsweise folgende Utensilien: Mikrozerstäuber für die Mundpflege und Lippenpomaden in kleinen Gebinden. Zu wissen, dass ein Sprüh-

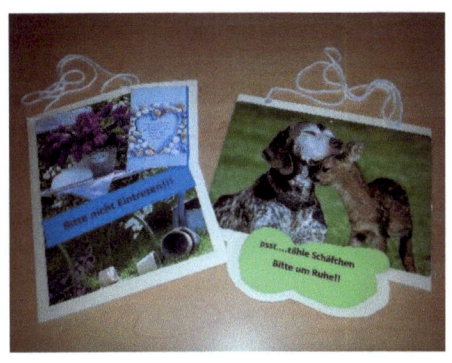

Abbildung 4: Türschilder mit dem Hinweis „Bitte nicht eintreten" und „psst ... zähle Schäfchen. Bitte um Ruhe!"

flakon mit Lieblingsgetränken befüllt und durch das Besprühen der Mundschleimhaut das Durstgefühl gelindert wird, beruhigt und reduziert Ängste, etwa die vor dem Verdursten[12]. Angenehm duftende Lotionen für die beruhigende Einreibung der Hände, kleine Waschbehälter für eine „kleine Waschung", ebenso kleine Gästehandtücher zum Trocknen der Haut befinden sich im Wagen. Da kleine statt große Handtücher angeboten werden, wird vermittelt, dass in den letzten Tagen und Stunden des Lebens nur noch so viele Pflegemaßnahmen wie nötig und so wenige wie

---

[12] Bitte entnehmen Sie weitere Informationen zur palliativen Mundpflege dem Kapitel „Flüssigkeitszufuhr, Durstgefühl und Mundpflege".

möglich durchgeführt werden sollen, um die Sterbenden nicht durch allzu große Pflegemaßnahmen zu überfordern. Mittels kleiner Polster, evtl. in Herzform, kann eine Extremität während einer Einreibung bequem positioniert werden. Im Wagen finden sich Türschilder, die beispielsweise auf das Bedürfnis von Ungestörtheit oder Schlaf hinweisen.

Utensilien zur Gestaltung der Zimmeratmosphäre

Im Wagen befinden sich auch diverse Utensilien, um eine angenehme Atmosphäre im Zimmer zu gestalten, etwa eine elektrische Salzlampe, die nachts warmes Licht spendet. Auch verschiedenfarbige LED-Leuchten mit warmem Licht werden abends gerne eingeschaltet. Zum Einsatz kommen auch Aroma-Streamer, welche die Luft anfeuchten und zugleich den Raum, durch Beigabe eines ätherischen Öls, beduften. Für den verantwortungsbewussten und sicheren Einsatz der ätherischen Essenzen müssen entsprechende Anwendungs- und Sicherheitsbestimmungen vorliegen (Wöger, 2020a, S. 52). Auch eine kleine Sammlung an Symbolen steht den Angehörigen zur Verfügung: Engel, Herzen, Seidentücher, Kreuze, Rosenkränze, Weihwasser usw. Hinsichtlich des Einsatzes der Symbole ist auf die spezifischen Bedürfnisse der verschiedenen Konfessionen und Religionsgesellschaften unbedingt Rücksicht zu nehmen[13].

---

[13] Wer sich über die Bedürfnisse von Menschen mit unterschiedlichen Glaubensüberzeugungen genauer informieren möchte, findet in meinem Buch „Rituale in Alten- und Pflegeheimen" (2020b), Kapitel VII, S. 61–66, nähere Informationen.

Der Angehörigenwagen ist zugleich ein Gedenkwagen

Der Angehörigenwagen kann desgleichen für das würdevolle Gedenken an verstorbene Bewohnende eingesetzt werden. Obenauf steht die Parte, das Gedenkbuch, eine LED-Kerze oder eine Rose, um einige Beispiele zu nennen. Auch Aufbahrungstücher finden im Wagen ihren Platz.

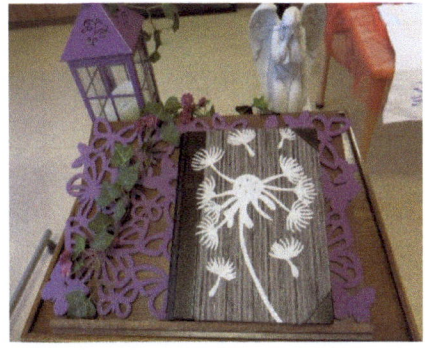

Abbildung 5: Ein Gedenkbuch liegt auf dem Angehörigenwagen

Der Standort des Wagens

In einem Alten- und Pflegeheim sollte in jedem Wohnbereich ein Angehörigenwagen stehen. Der Standort des Wagens sollte wohl überlegt sein. Er sollte sichtbar platziert und für die Bewohnenden und Angehörigen gut zugänglich sein. Auch jene Menschen, die auf einen Rollstuhl angewiesen sind, sollten zum Wagen fahren können, um für verstorbene Mitbewohnende Blumen zum Gedenkbild stellen zu können. Die Umgebung des Wagens sollte würdig gestaltet sein, etwa durch eine entsprechende Wanddekoration. Überdies ist darauf zu achten, dass der Wagen fern von Brandschutztüren platziert wird. Das Anbringen einer Materialliste im Inneren des Wagens hat sich bewährt, ebenso, dass zwei Personen die Zuständigkeit für das Reinigen und (Nach-)Bestücken der Utensilien übernehmen.

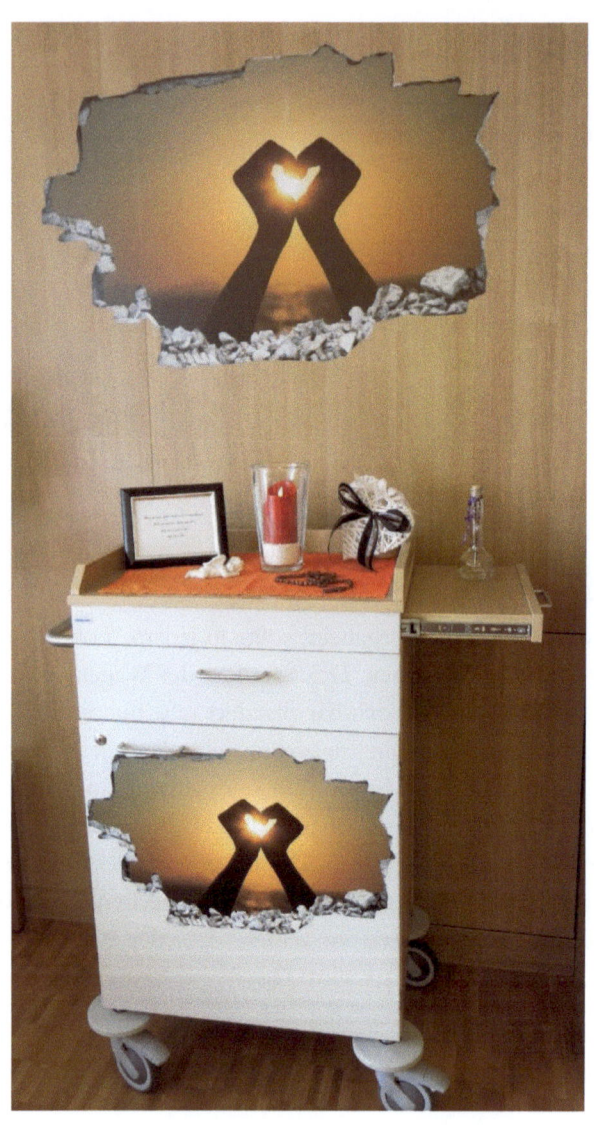

**Abbildung 6: Der Angehörigenwagen in einem
oberösterreichischen Alten- und Pflegeheim**

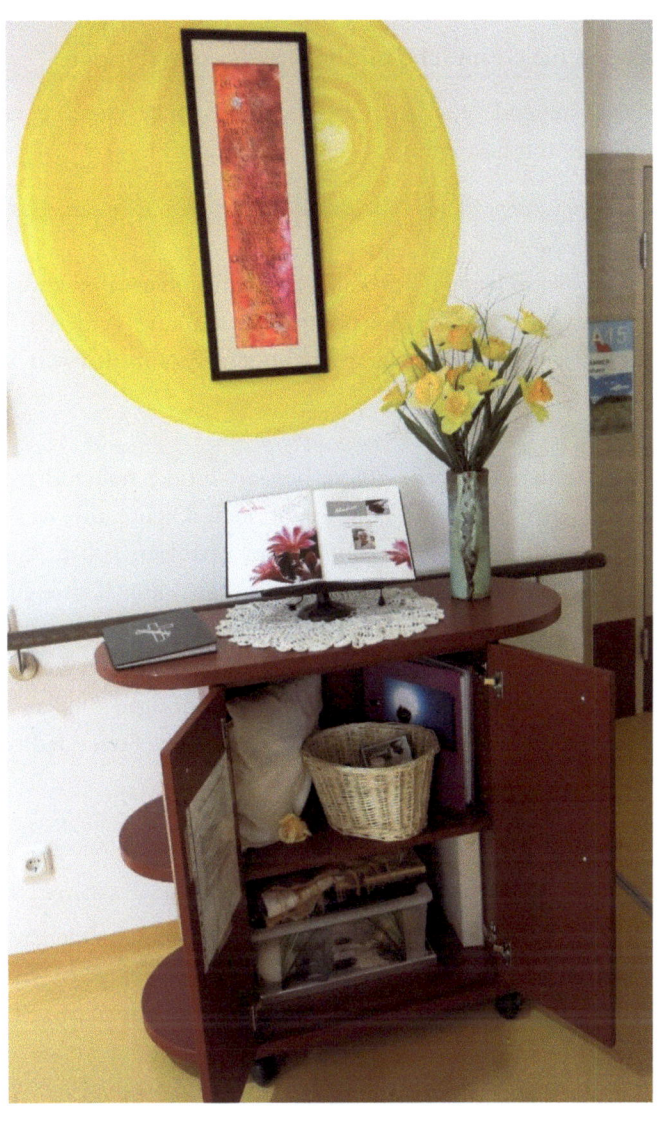

Abbildung 7: Ein Angehörigenwagen in
einem oberösterreichischen Alten- und Pflegeheim mit ästhetischer
Wandgestaltung. An der Innenseite der Wagentür ist die Materialliste
angebracht

Leitfaden für Gespräche mit besorgten Angehörigen

Der nachstehende Leitfaden beinhaltet wichtige Aspekte eines Gespräches mit besorgten An- und Zugehörigen:

◊ *Eine wertschätzende und empathische Haltung gegenüber den Angehörigen einnehmen*
Wenn hierzu keine ehrliche Bereitschaft vorliegt und zu wenig Zeit ist, sollte das Gespräch entweder auf einen anderen Zeitpunkt verschoben oder an eine andere Person delegiert werden.

◊ *Eine ruhige Gesprächsatmosphäre schaffen*
Gespräche mit aufgebrachten, besorgten oder trauernden Angehörigen weisen eine hohe emotionale Dichte auf, weshalb sie nicht „zwischen Tür und Angel" erfolgen sollen. Gerne hole ich zu Beginn eine warme Tasse Tee oder Kaffee hinzu und bitte die Angehörigen, währenddessen Platz zu nehmen. Betreuende und Angehörige können sich in dieser Weise auf das Gespräch einstellen und die Angehörigen fühlen sich überdies ernst genommen, was psychischen Stress reduziert und beruhigend wirkt.

◊ *Das Erzählen mit offenen Fragen einleiten und die Bedürfnisse aktiv hören*
Mit offenen Fragen kann das Erzählen darüber, was belastend oder bereichernd erfahren wird bzw. welche fachlichen Informationen benötigt werden, angeregt werden: *„Bitte erzählen Sie mir, wie Sie die momentane Situation erleben."* Bedeutsam ist das aktive Zuhören, ohne die Angehörigen zu unterbrechen.

◊ *Paraphrasieren: das Gehörte in eigenen Worten wiedergeben*
Bevor ein Ratschlag erteilt oder eine Fachinformation erteilt wird, sollte das Gehörte zunächst zusammengefasst in den eigenen Worten wiedergegeben werden. Die Gesprächspartnerin/der Gesprächspartner kann prüfen, ob das Gesagte richtig verstanden wurde. Darüber hinaus wird der Gesprächsfluss entschleunigt.

110

◊ *Der individuellen Not empathisch begegnen*
Verbalisieren Sie, wie sehr das Geschilderte beispielsweise wenig überraschend, nachvollziehbar, verständlich usw. ist. Auch wenn es sich um Kritik über Pflegepersonen handelt, ist Einfühlungsvermögen gefragt. Es geht darum, aus Sicht der Angehörigen zunächst zu versuchen, eine Wahrnehmung besser zu verstehen, und nicht darum, das eigene Verhalten oder das von Kolleg*innen zu verteidigen oder zu rechtfertigen.

◊ *Ein wahrgenommenes Dilemma erkennen und verbalisieren – anstatt als Vorwurf zu interpretieren*
Ein Angehöriger, dessen Frau im Sterben lag, erzählte: *„Ich merke, dass meine Gattin mehr Schlaf braucht und ihr das Aufstehen zu anstrengend ist. Aber sie hatte doch auch immer wieder gute Tage!"* Vor allem der zuletzt geäußerte Satz könnte als Vorwurf fehlinterpretiert werden. Ich verbalisierte das Dilemma nochmals zusammengefasst und in meinen Worten und verwies dabei auf die palliative Situation: *„Einerseits"*, sagte ich zu ihm, *„spüren Sie, dass sich das Leben Ihrer Frau langsam dem Ende zuneigt, weil sie weniger Hunger und Appetit verspürt und ruhebedürftig ist. Andererseits beobachten Sie, dass Ihre Frau zwischenzeitlich auch wacher und kräftiger ist."* Indem wir alle Beobachtungen thematisierten, konnten wir im weiteren Gespräch darauf eingehen, was der Mann benötigte, wenn es der Gattin „schlechter" ging, und welche Pflegeinterventionen weiterhin möglich waren, wenn sie bessere Tage hatte.

◊ *Gesprächspausen aushalten*
Haben Sie den Mut, Gesprächspausen zuzulassen. Diese dienen etwa dazu, das Gesagte zu verarbeiten, eventuelle Unklarheiten zu verbalisieren und/oder den Tränenfluss zuzulassen.

◊ *Wertschätzung ausdrücken*
Versäumen Sie keine Gelegenheit, um gegenüber einem Angehörigen Ihre Wertschätzung auszudrücken. Hierzu bieten sich viele Gelegenheiten an, etwa dafür, dass sich Ihnen eine Angehörige/ein Angehöriger im Gespräch vertrauensvoll mit-

teilt, dass er wahrhaftig spricht, sich aktiv in den Pflegeprozess einbringt, zu Besuch kommt, treu an der Seite der/des Erkrankten bleibt und vieles mehr.

◊ *Relevante Wissensaspekte verständlich erklären*
Verzichten Sie bei fachlichen Erläuterungen auf Fachwörter, Schachtelsätze und Ausschweifungen. Wesentliches soll in einfachen und kurzen Sätzen ausgeführt werden.

◊ *Die Bereitschaft zur Mitwirkung am Pflegegeschehen erfragen und Möglichkeiten dazu eröffnen*
Für Angehörige ist es oftmals schwer zu verkraften, wenn bei einem geliebten Menschen der Sterbeprozess unerwartet schnell eintritt und die verbleibende Lebenszeit eine sehr kurze ist. Sie fühlen sich ohnmächtig, weil die Zeit *„davonläuft"*. Unterstützen Sie darin, wie die Liebesbekundungen, etwa über die Berührung des sterbenden Menschen, erfolgen können[14]. Angehörige können bei der Pflege der Hände oder des Gesichtes mitwirken, vorlesen oder einfach in Stille da sein.

◊ *Für die Gesprächsbereitschaft danken*
Es ist ein Zeichen des gegenseitigen Respekts, sich für das Einlassen auf ein Gespräch mit sensiblem Inhalt zu bedanken.

---

[14] Der „Angehörigenwagen" ist mit diversen Utensilien bestückt, mit denen Angehörige den Sterbenden Liebesdienste erweisen können. Lesen sie dazu das Kapitel „Der Angehörigenwagen" auf den Seiten 104–109.

Häufig erzählen mir Fachkräfte im Rahmen von Bildungsveranstaltungen oder Supervisionen, wie schwer es für sie ist, selbst Angehörige von schwerkranken Familienmitgliedern zu sein. Ich kenne diese Situation aus persönlicher Erfahrung sehr gut. Bevor ich für diese Kolleg*innen meine Herzenswünsche darlege, möchte ich vom Sterben und Abschiednehmen meines Vaters erzählen. Danach soll auch Brittas Erleben einige zentrale Herausforderungen durch das Zusammenspiel zweier Rollen, die der Fachkraft und die der Angehörigen, verdeutlichen.

Ich war eine verzweifelte Angehörige und nicht perfekt

Als mein Vater wegen akuter Atemnot in ein Krankenhaus eingewiesen wurde, befand ich mich ebenso in einer Ausnahmesituation. Zu dieser Zeit war ich als diplomierte Pflegeperson auf einer Palliativstation tätig und wusste, dass starker Husten mit blutigem Auswurf nichts Gutes bedeutete, zumal Vater in den vergangenen Wochen schnell ermüdete und an Gewicht verloren hatte. Nicht ich hatte die Angst im Griff, sondern sie mich. Und so erbat ich ein Arztgespräch. Und weil dies nicht gleich möglich war und mir dies kühl und sachlich mitgeteilt wurde, forderte ich in einem forschen Ton ein Gespräch ein: *„Ich möchte jetzt sofort mit einem Arzt sprechen."* Instinktiv spürte ich, dass mein Vater bald sterben würde.

Was hätte ich gebraucht in dieser Situation? Ein wenig Zuhören, ein bisschen Verständnis, ein Ernstnehmen meiner Sorgen oder ein *„Gut, dass Sie bei ihm sind"* oder Ähnliches. Als ich am nächsten Tag auf die Station kam, spürte ich an den Blicken der Betreuenden, dass ich so schnell aus der Schublade „schwierige Angehörige" nicht mehr herauskommen würde. Doch als Person war ich viel mehr als mein Verhalten in dieser Ausnahmesituation! Ich hegte niemandem gegenüber böse Absichten. Im Gegenteil: Ich war zutiefst besorgt um meinen Vater und verspürte ein dringendes Informationsbedürfnis.

Fachpersonen zeichnen sich dadurch aus, dass sie unpässliche Ausdrucksweisen von Angehörigen, insbesondere dann, wenn sich die Betroffenen in einer persönlichen Stresssituation befinden, nicht als Vorwurf oder persönliche Kränkung bewerten. Die Pflegekräfte sind dazu aufgefordert, das Dahinterstehende und Schmerzvolle zu erkennen und einfühlsam darauf einzugehen. Das ist nicht immer einfach. Der Zusammenhalt im Team und eine gute Balance zwischen Be- und Entlastung sind hierbei äußerst wichtig.

Gefühlswelten – wie ich das Sterben meines Vaters erlebte

„Man sieht die Sonne langsam untergehen und erschrickt doch, wenn es plötzlich dunkel ist" (Kafka in: Jöhren, 2013, S. 23).

Viele Jahre sind bereits vergangen. Der Tod meines Vaters prägte mich nachhaltig. Vater erkrankte an einem Bronchialkarzinom. Zwei Wochen verbrachte er auf der Palliativstation, wo ich als Krankenschwester tätig war. Erst wenige Monate zuvor hatte er erwartungsvoll und nach mehreren Jahrzehnten Schichtarbeit den Ruhestand angetreten. Die Krankheit brach in unser aller Leben herein und raffte das Seine dahin. Unbarmherzig und radikal fühlte sich das Wissen um seinen nahen Tod an. Ohnmacht war allgegenwärtig. Ich führte damals ein Tagebuch.

Mittwoch

Die palliative Chemotherapie wurde versucht, um Lebenszeit zu gewinnen. Vergeblich. Nie vergesse ich deine weit aufgerissenen Augen, als der Arzt das Zimmer mit dem Blutbefund betrat. Von diesem Befund war die Fortführung der Therapie abhängig. Unsere Hoffnung wurde enttäuscht. Wir wollten beide stark sein in diesem Moment. Stattdessen: Verzweiflung und Fassungslosigkeit. Die unbarmherzige Angst vor dem Kommenden hatte sich zu uns ans Krankenbett gesetzt. Vater: *„Das war der letzte Strohhalm."* Geteiltes Trauer-Weh bis ins Innerste. Nach einer Weile: *„Aber morgen kaufe ich mir ein neues Auto."* Hat das soeben mein

Vater gesagt? Wir umarmten einander wieder, diesmal lachend. Automarke, PS und Kurvenlage des neuen Gefährtes … eigenartige Themen, die wir beredeten. Doch das war kein Verharmlosen, auch kein Verdrängen. Eher ein „Über Wasser halten". Sonst wären wir ertrunken.

Samstag

Das Leben pulsiert unterschwellig und dein Wille ist stark. Dein Körper wird jedoch schwächer, von Tag zu Tag. Der Tumor wächst invasiv und Atemnot unterbricht immer öfter dein noch Leben-Wollen. Die diabetischen Füße schmerzen und die Geschwüre an den Fersen werden nicht mehr heilen. Du möchtest nach Hause. Daheim wirst du das Gehen wieder lernen, sagst du zu mir. Aber gehen mit offenen Fersen? Ich sorge mich.

Dienstag

Heute wurde Papa mit einer Schmerzpumpe nach Hause entlassen. Das Wohnzimmer ist nun sein Krankenzimmer und ein höhenverstellbares Bett hat den Platz der Couch eingenommen. *„Bitte verzeih, weil nun das Bügelbrett als Esstisch fungiert."* Aber das war gar kein Thema für ihn. Einzig wichtig: *„Ich will heute mit dem Gehen beginnen. Weißt du das eh noch?"* Mich sanft ermahnt fühlend, erwiderte ich: *„Ein hervorragendes Ziel, Papa! Wie sollen wir beginnen?"* Vater entschlossen: *„Zuerst einmal stehen und mich dabei am Wagerl* (Rollator) *halten."*

Mittwoch

Heute war es so weit. Zuerst saß Papa an der Bettkante. Wir machten Armbewegungen zur Aktivierung des Kreislaufs, auch Kräftigungsübungen für die Beinmuskulatur. Ihm gefielen diese Übungen. Ich konnte fühlen, wie motivierend er es empfand, weil ich ihn in seinem Vorhaben, das Gehen wieder zu erlernen, unterstützte. Dann bist du aufgestanden und nach wenigen Sekunden wieder erschöpft auf die Matratze zurückgesunken: *„Viel stärker, als ich dachte."* Deine Stimme war brüchiger und leiser als

sonst. Dein Blick verriet Enttäuschung und auch Vorwärtsener-
gie. Wir planten einen weiteren Gehversuch für den nächsten
Tag.

Donnerstag

Vater lag heute die Zeitung lesend im Bett. Er wirkte zufrieden:
„Heute gehe ich nicht. Wir verschieben auf morgen." Dabei sah er mich
nicht an. Er verließ nie wieder das Bett. Die Beziehung zu meinem Vater wurde in diesen Tagen zu etwas ganz Besonderem.
„Ich habe schon auf dich gewartet", so sein herzlicher Gruß, und ein
zufriedenes Lächeln beim Auseinandergehen. Wir versäumten
keine Gelegenheit, um einander in Liebe, Achtsamkeit und
Dankbarkeit zu begegnen.

Ganz ruhig wurde es in mir, wenn ich bei ihm verweilte, auch
dann, nachdem er eingeschlafen war. In diesen Stunden erinnerte
ich unser Leben. Ich führte innere Dialoge mit ihm. Die Art wie
er mir stets die Haustüre geöffnet hatte, freudig *„Hey!"* ausrufend.
Sein herzhaftes Loben und Stolzsein auf mich. Unvergesslich das
Bohren, Hämmern und Sägen, sein konzentriertes Arbeiten in der
kleinen Werkstatt, deren Schränkchen und Regale er allesamt
selbst gefertigt hatte. Vater konnte einfach alles reparieren.

Ich sah sein schmal gewordenes Gesicht, das schütter geworden
Haar. Nur die buschigen Brauen waren von der Chemotherapie
verschont geblieben. Der Schleim in den Atemwegen brodelte.
Der kleine grüne Eimer quoll über mit Auswurf getränkten Ta-
schentüchern. Das Wichtigste stand/lag in Griffweite bereit: der
Eimer, das Schweißtuch, der Bolus-Knopf für die Pumpe, das
Handy.

Palliativschwester und Tochter – zwei Rollen kollidieren

Als Krankenschwester und auf der Palliativstation tätig, hätte ich
die Anzeichen des nahenden Todes bei einem Patienten eindeutig
erkannt. Bei getrübtem Bewusstsein und einer rasselnden Atmung
hätte ich die Angehörigen kontaktiert, um sie über den begonne-

nen Sterbeprozess zu informieren. Zu Hause, bei meinem Vater, konnte ich nicht mehr einschätzen, ob er nun im Sterben lag oder ob ich als Tochter übermäßig besorgt reagierte. Irritierende Gedanken und Wahrnehmungen: *„Dein Sterben ist doch viel zu früh!"* und *„Könnte die rasselnde Atmung nicht Symptom einer behandelbaren Lungenentzündung sein?"* Ich war sehr unsicher und der realitätsnahen Einschätzung nicht mehr fähig.

Ich kontaktierte die diensthabende Kollegin aus dem mobilen Palliativteam. Sie hatte in dieser Nacht Rufbereitschaft. Sie trat ein, hielt kurz inne. Dann nahm sie mich an der Hand und sagte, *„Sabine, dein Vater wird sterben. Heute nacht."* Der Zerrissenheit war Klarheit gewichen.

Wieder allein mit meinem Vater. Atemnot: Not beim Atmen. Zwischendurch: Atempausen in Überlänge. Ausruhen für Sekunden. Und wieder Atemnot. Der diensthabende Palliativmediziner, mit dem ich deswegen in Telefonkontakt war, motivierte mich zur Neuprogrammierung der Schmerzpumpe, sodass Vater Vendal®, ein stark wirksames Opiat, in höherer Konzentration und in kürzeren Abständen erhielt. Mit jedem Bolus wich die Not mit dem Atmen. Unser Miteinander schien sich aufzulösen. Vater ging. Der Arzt: *„Wäre es mein Vater, ich würde dasselbe tun."* Das war beruhigend, vor allem entlastend.

Die Atmung hatte sich beruhigt. *Es* atmete Vater nur noch. Ein entseelter, noch luftdurchströmter Leib. *„Hilf ihm, vertrauensvoll loszulassen"*, betete ich. Ich, die ihn doch nur festhalten wollte, ermutigte nun zum Loslassen. *„Was die Liebe alles vermag"*, dachte ich. *„Dein Wille geschehe …"*, sich mir aufdrängende Worte, jedoch unaussprechlich. Nur denken konnte ich sie. Mein Wille, nicht der *Seine*, sollte geschehen.

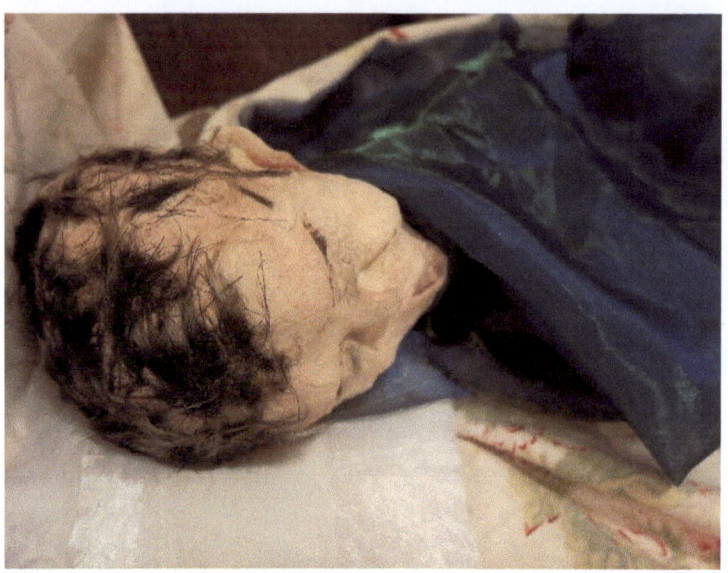

Abbildung 8: Mein Vater. Eine Handpuppe, von mir aus Holzmehl geschöpft.

Dem Tod folgt die Auferstehung

Als ich bei meinem verstorbenen Vater verweilte, fühlte ich schmerzlich das unwiderrufliche Ende, das „niemals wieder" in seiner kompromisslosen Endgültigkeit. Doch bin ich auch eine andere geworden: dankbarer, treuer gegenüber dem eigenen Gewissen, gegenwartslebendiger, fähiger der Bindung über den Tod hinaus und fähiger der bedingungslosen Liebe.

Vater verstarb nachts an einem Karsamstag und es folgte der Morgen des Ostersonntags. Erstmals glaubte ich zu wissen, was es bedeutet, von der Hoffnung auf Auferstehung erfüllt zu sein.

Der Abschied von meinem Vater durchwob alle meine Lebensbereiche und setzte eine Fülle an Wandlungsprozessen in Gang. In diesen Wendezeiten war ich oftmals unausgeschlafen und nicht in meiner Balance. Ich reagierte dann und wann nicht in der Weise, wie andere es von mir erwartet hätten. Ich danke all jenen, die mir damals verständnisvoll begegneten und auf Maßregelungen und persönliche Kritik verzichteten.

Eine meiner Kolleginnen namens Britta ist seit drei Jahren in einem mobilen Palliativteam als Gesundheits- und Krankenschwester tätig. Ihr 48-jähriger Schwager litt an einer ausgeprägten Peritonealkarzinose, vor allem an einer Atembeeinträchtigung durch einen Aszites. Die Beziehung von Britta zu ihrer Schwester und zu deren Familie war seit vielen Jahren unterkühlt und konfliktbeladen. Der Schwager hatte kein Vertrauen in die Schulmedizin und war als Topmanager gewohnt, selbst „Herr" über schwierige Situationen zu sein. Niemals hätte er sich und anderen Fehler oder Schwächen zugestanden.

Britta überlegte, ob sie ihn überhaupt auf der Palliativstation besuchen sollte. Schließlich gab sie sich einen Ruck und vereinbarte mit ihm einen Besuchstermin. Im Laufe des Gesprächs war sie versucht, ihm den Grundgedanken von Palliative Care näher zu bringen, woraufhin dieser sich von ihr mit den Worten abwandte *„Die* (das Palliativteam) *bereiten dich hier aufs Sterben vor. Das brauchst du mir nicht auch noch zu erklären."* Der barsche Tonfall war ihr vertraut und sie war geneigt, sich gekränkt zurückzuziehen, eine ihr längst bekannte Bewältigungsweise. Dennoch und zu ihrer Überraschung fragte sie der Schwager, wie lange er wohl noch zu leben habe, *„denn"*, so der Schwager weiter, *„hier redet niemand Klartext mit mir."*

Britta wurde ihre Klarheit und Wahrhaftigkeit in der Familie wiederholt zum Vorwurf gemacht und als *„Besserwisserei"* abgetan. Sie wusste, dass ein chinesischer Arzt, ein „Wunderheiler", ihm nach einer Dunkelfeldmikroskopie vergewissert hatte, dass er gänzlich frei von Krebszellen sei und bald genesen werde. Britta war verunsichert, was genau ihr Schwager von ihr erwartete. *„Ich denke, dass du eine sehr ernste Erkrankung hast"*, sagte Britta schließlich zu ihm. Hätte sie diese Worte zu einer ihrer Patientinnen/einem ihrer Patienten gesagt, wäre dies nicht so schwierig für sie gewesen, wie in der Rolle als Angehörige, erzählte sie mir. Britta hatte

Gewissenskonflikte, ob sie sich vielleicht mit dieser Antwort *„zu weit hinausgelehnt hatte"* oder sogar *„der Wahrheit ausgewichen sei."* Auch habe sie ihm gesagt, wie wichtig es sei, die Schmerztherapie zuzulassen, damit sein Sohn nicht das schmerzverzerrte Gesicht seines Vaters in Erinnerung behalten müsse. Auch hierzu plagten sie Selbstzweifel: *„War das nicht anmaßend? Er hat ja gar nicht nach meiner Meinung gefragt!"*

Angesichts des Todes verstärken sich problematische Dynamiken

Wenn fachlich geschulte Personen zugleich Angehörige von Schwerkranken werden, bringen auch sie „Vorlaufgeschichten" mit, ebenso wie alle anderen Familienmitglieder. Das sind Kränkungen durch Missverständnisse, fehlende Entschuldigungen, mangelndes Einfühlungsvermögen, Ausgrenzung, Abwertung usw. Komplexe, subtile und (un-)bewusste Dynamiken und Tabus beeinflussen die intrafamiliäre Kommunikation, das Handeln und das Entscheiden. Fühlte sich ein Familienmitglied über Jahre hinweg übergangen oder gedemütigt, wird dieser Schmerz im Falle einer schweren Krankheit noch intensiver wahrgenommen als zuvor. Angesichts des Todes steigt oftmals der Druck, friedvoll und versöhnt einander zu begegnen, zumal ein Konflikt ansonsten für Außenstehende, beispielsweise für Teammitglieder, sichtbar werden könnte, was von vielen als beschämend wahrgenommen wird.

Gesprächsangebote mit psychologisch geschulten Personen wahrnehmen

Hilfreich erweist sich das Wahrnehmen von Gesprächsangeboten, etwa im Rahmen von Lebens- und Sozialberatung, wo die Betroffenen vertrauensvoll und de-maskiert über ihr Erleben sprechen können. Diese fachlich geschulten Personen unterliegen der beruflichen Verschwiegenheitspflicht und unterstützen beim Erkennen einer von Schuldgefühlen, Scham, Angst und/oder Abhängigkeit geprägten Dynamik, die dazu führen kann, das individuelle und richtige Maß an Unterstützung und somit sich selbst aus den Augen zu verlieren.

Herzenswünsche an Fachkräfte, die zugleich Angehörige von schwerkranken Familienmitgliedern sind

Wenn Sie Fachkraft und zugleich Angehörige*r eines schwerkranken Familienmitgliedes sind, wünsche ich Ihnen von Herzen

◊ den Mut, den „Auftrag" an Sie seitens des erkrankten Familienmitglieds zu erfragen. Hierzu eignen sich offen formulierte Fragen, zum Beispiel: *„Welche Art und welches Ausmaß an Unterstützung oder Hilfestellung brauchst oder erwartest du von mir?"* oder *„Wie kann ich dir behilflich sein?"*,

◊ die Kraft zum Aushalten, dass die Verantwortung darüber, welche Behandlungswege die erkrankte Person wählt oder unterlässt, bei ihr liegt, vorausgesetzt, sie wurde darüber umfassend informiert,

◊ einen fairen und selbstbarmherzigen Umgang mit Ihnen selbst. Schauen Sie sich kritisch und ehrlich über die Schulter und prüfen Sie: *„Habe ich mich wirklich zu weit hinausgelehnt?"*, wie im Fall von Britta, oder waren Sie wahrhaftig und sind der Stimme Ihres Gewissens gefolgt?,

◊ das Vertrauen in die fachliche Kompetenz Ihrer Kolleg*innen,

◊ die Offenheit, der/dem Angehörigen zu sagen, dass Sie nur bedingt die Fachkompetenz einbringen wollen bzw. können und die Einbindung von Fachkolleg*innen, ob aus Pflege, Medizin, Psychotherapie oder Ehrenamt, für sinnvoll erachten,

◊ das Gespür für den richtigen Zeitpunkt zum Führen wesentlicher Gespräche,

◊ die Bereitschaft, selbst psychologische Begleitung in Anspruch zu nehmen,

◊ den Mut und die Kraft, familiäre Konflikte ruhend zu stellen, etwa zugunsten eines friedvollen Miteinanders am Sterbebett.

RITUALE

Bedeutung von Ritualen im palliativen Kontext

„Ritual"[15] – *Begriffsbedeutungen und Konnotationen*

Weil es je nach Disziplin eine Vielzahl und zugleich kontrovers diskutierter Definitionen zum Ritualbegriff gibt, mutmaßen Schäfer und Wimmer, ob das Ritual *„einen irreduziblen Kern von Unbestimmtheit trägt, die seine Definition bisher so schwierig gemacht hat"* (1998, S. 9). Das lateinische Wort „ritus" bedeutet „heiliger Brauch" oder „Sitte" (Langenscheidt, o. J., o. S.). Im übertragenen Sinne sind damit Zeremonien oder Gewohnheiten im Allgemeinen gemeint. Der weiter gefasste Begriff des Rituals führt in die christliche Kultpraxis, wonach die christliche Liturgie an sich als ein Ritual zu verstehen ist. Das Ritual wird einerseits mit Wiederholbarkeit und Tradition konnotiert, andererseits ist damit auch etwas Kreatives und Transformierendes gemeint (Wildt & Gerhards, 2016, S. 2).

Rituale prägen unser Leben in sämtlichen familiären, religiösen, kulturellen, politischen und wirtschaftlichen Kontexten. Im Kontext von Palliative Care haben sie eine immens wichtige und vielfältige Bedeutung für Menschen in jedem Lebensalter: für die Erkrankten, für die An- und Zugehörigen, für die Betreuenden, für die Mitbewohnenden bzw. -patient*innen und schließlich für die Trauer- und Abschiedskultur einer Gesellschaft.

---

[15] Falls Sie sich intensiver mit dem Thema „Rituale" befassen wollen, steht Ihnen mein Buch „Rituale in Alten- und Pflegeheimen. Gestaltung von Trauer- und Abschiedskultur" (Wöger, 2020b) zur Verfügung. Zu den Kategorien „Gedenken und Verabschieden", „Würdigung", „Liebe", „Hoffnung/Unsterblichkeit", „Loslassen", „Segnung", „Verabschieden des Leibes" und „Seelenpflege für das betreuende Team" werden Rituale vorgestellt. Bei der Konzeption der einzelnen Rituale wurde auf Einfachheit in der Vorbereitung und auf Praktikabilität in der Umsetzung großer Wert gelegt. Das Buch beinhaltet auch eine Sammlung tröstender Worte und Lieder.

Nicht zu wissen, wann der Tod in das eigene Leben oder in das von geliebten Menschen tritt, ist ein anthropologisches Phänomen. Oftmals kommt er zu einer Unzeit oder entgegen der Natur, etwa wenn Kinder vor den Eltern sterben. Ich frage mich, ob es einen geeigneten Zeitpunkt des Ablebens überhaupt geben könnte, hätten wir die Möglichkeit, diesen selbst zu wählen. Wenn wir auch darum bemüht sind, durch eine gesunde Lebensweise Krankheiten vorzubeugen, durch Hightech-Medizin das Leben trotz schwerster Erkrankung zu verlängern und den Tod hinauszuzögern, so ist er doch etwas Vorgegebenes und entzieht sich jeglichen Bemühens, ihm zu entkommen. Den Umstand, dass der Mensch um die Begrenztheit seiner Existenz weiß, erleben die einen als Tragik, andere wiederum als Chance zur Intensivierung des Lebens, da Wesentliches eher verwirklicht statt aufgeschoben wird. Für jene, die über kein stabiles und intrinsisch verankertes Glaubensfundament verfügen, liegt eine oftmals lebensbegleitende Herausforderung darin, mit der Radikalität der Todesexistenz und der Unbeeinflussbarkeit derselben durch den Menschen zurechtzukommen.

Trauerreaktionen sind demnach häufig von Erschütterung und Betroffenheit, Verzweiflung und Orientierungslosigkeit, Reue, von Erschöpfung, Unruhe, Wut, Erleichterung, Scham und Angst begleitet und brauchen einen besonderen Umgang. Auch dann, wenn uns die Angst vor der Endlichkeit durch die Fülle dramatischer Berichterstattungen zu überschwemmen droht, vermag ein Ritual übermäßige Ängste zu verringern, das Vertrauen in das Leben zu stärken, den Glauben an einen Über-Sinn und die Hoffnung auf ein Weiterleben zu intensiveren. Rituale ebnen den Weg, uns als Seiende in einem umfassenden Dasein zu erfahren.

Ritualphasen nach Genepp

Arnold van Gennep, 1873–1957, war ein Ethnologe und Ritualtheoretiker. In seinem Werk „Les Rites de Passage", das bedeutet „Übergangsriten", von 1909 legte er die Ergebnisse seiner Untersuchungen über Rituale in verschiedenen Kulturen dar (van Gennep, 1986). Demnach haben Rituale drei Phasen:

Die *Trennungsphase* steht am Beginn des Rituals und dient dem Heraustreten aus dem Alltäglichen und dem Ankommen in einem konzentrierten Aufmerksamkeitszustand. Diesen Vorgang bezeichnet er als „Separationsritus" *(erste Phase)*.

Die *Schwellen- oder Übergangsphase* ist durch die Teilnahme am eigentlichen Ritual gekennzeichnet. Die Teilnehmenden erfahren sich erstmals in einer neuen Rolle und Identität. Der Gang über die Schwelle vollzieht sich zwischen der Wirklichkeit, die war und nicht mehr ist, und jener, die kommt und noch nicht ist *(zweite Phase)*.

In der *Wiedereingliederungsphase* erfolgt der aktive Schritt ins Neue, etwa die Wiederaufnahme in eine Gemeinschaft nach Übernahme einer neuen Rolle oder Identität. Symbolische und kollektive Handlungen brauchen Zeit, um im Hier und Jetzt wirksam zu werden *(dritte Phase)*.

Charakteristika eines Rituals

> *„Rituale bedürfen der Planung, Regie und Aktivität der Beteiligten, entziehen sich aber zugleich in wesentlichen Punkten ihrer intentionalen Verfügung"* (Schäfer & Wimmer, 1998, S. 12–13).

Die Autoren unternahmen den Versuch, jene Merkmale eines Rituals synoptisch zusammenzufassen, die einem weitverbreiteten Ritualverständnis in den Kultur- und Sozialwissenschaften entsprechen. Demnach gelten Rituale als *„kulturelle Äußerungen, die ihren Sinn in der Erhaltung und Bestätigung, der Festigung und Bekräftigung sozialer oder kultureller Ordnungen haben"* (ebd., S. 12).

124

Eine klare Struktur

Die klare Ablaufstruktur eines Rituals bietet den äußeren Rahmen, damit emotional erschütterte, orientierungslose und trauernde Menschen auch innerlich emotionale Beruhigung durch Strukturierung erfahren. Je klarer die äußere Struktur ist, desto eher finden Teilnehmende an einem Ritual zu ihrer inneren Ordnung zurück.

Wiederholt durchgeführte Handlungen

Zum Wesen von Ritualen gehört, dass sie einfach und wiederholbar sind. Die an einem Ritual Beteiligten initiieren und vollziehen aktiv eine Prozesslogik, werden von derselben im Akt des Vollzugs aber auch selbst erfasst. In Ritualen vollzieht sich eine Synthese zwischen den heterogenen Einzelnen und etwas ihnen allen Fremden, wodurch das Entstehen einer sozialen Gemeinschaft überhaupt erst ermöglicht wird (Schäfer & Wimmer, 1998, S. 12).

Die kollektive Dimension

Erfahren Hinterbliebene einen schier unerträglichen Trauerschmerz, erleben sie innerhalb der Ritualgemeinschaft Gefühle des Getragen-Seins und des schützenden, haltvollen Zusammenhaltes. Alle kommen mit der Ahnung in Berührung, dass ein schicksalhaftes Widerfahrnis nicht das Ende allen Lebens bedeuten muss.

Immanenz – ganz „drinnen" sein

Im Zuge der Immanenz erfahren die Ritual-Teilnehmenden einen aufmerksamen und konzentrierten Bewusstseinszustand.

Transzendenz und Sinnsuche

Eindrücklich wird in einem Ritual die transzendente Anbindung an einen allumfassenden Sinn in einer nicht alltäglich wahrgenommenen Wirklichkeit spürbar. Diese Erfahrung können niemals die Ritualbegleitenden den anderen geben oder vorleben, sondern muss von den Teilnehmenden selbst gefunden, erspürt werden. Eine rituelle Handlung wird erst dann zu einem Ritual, wenn die Personen dieser Handlung eine besondere Bedeutung beimessen.

Erfahrungen aus der Praxis

„Die Seelenhülle verabschieden" – die rituelle Waschung einer Verstorbenen

Beim Ritual *„Die Seelenhülle verabschieden"* wird der Leib einer verstorbenen Person ein letztes Mal liebevoll gepflegt, gewaschen und gesalbt.

Abschied von Frau Martha

Folgend erzähle ich von der Verabschiedung der Seelenhülle von Frau Martha durch Familienangehörige, die ich begleiten durfte. Die Ritualphasen und die dazwischenliegenden Übergänge, die Gestaltungselemente und Symbole, ebenso die spontanen Bedürfnisse und Handlungen der Familienmitglieder werden beschrieben.

Frau Martha ist im Alter von 46 Jahren zu Hause an einem Mammakarzinom verstorben. Sie verbrachte mehrwöchige Aufenthalte auf der Palliativstation. In den Zeiten zu Hause wurde sie vom Ehemann und von den beiden Töchtern, Anita und Irene, gepflegt. Ich durfte diese Patientin und ihre Familie zu Hause über den Zeitraum von sieben Monaten begleiten. Der Tod kam erwartet und dennoch unverhofft schnell.

Ich wurde gebeten, gemeinsam mit den Töchtern eine abschiedliche und rituelle Waschung und die Aufbahrung der Verstorbenen zu gestalten. Ich war bereit, mich selbst in die Erfahrung mit diesen Menschen hineinzubegeben, ihnen so behutsam wie möglich zu begegnen. Ich wollte mit ihnen nur in einer Weise zusammen sein, wie sie es mir ausgesprochen oder unausgesprochen vermittelten. Bei meinem Eintreffen betete die Familie, die

126

Hochzeitskerze brannte. Frau Marthas Gesichtsausdruck wirkte leicht verzerrt, ihre Augenlider waren geschlossen.

Ist der Lidschluss inkomplett, ein feuchtes Wattebäuschchen für ca. eine Stunde auf die Lider legen. Dann bleiben die Augen von den Lidern bedeckt. Folgend wird die erste Ritualphase, die „Trennungsphase", beschrieben. Dabei kommt es zur Trennung zwischen dem Alltäglichen und dem Besonderen. Nun gilt es, sich auf das Hier und Jetzt, das es kein zweites Mal geben wird, einzulassen.

Gemeinsam verweilten wir in andächtiger Stille am Bett der Verstorbenen. Nach und nach begannen die Angehörigen, von Marthas Sterben zu erzählen.

Ein Ritual hat einen klar definierten Anfang. Die Einladung zum Ritual sollte durch die Person, die das Ritual begleitet, erfolgen.

Mit diesen Worten lud ich die Anwesenden zum Ritual ein:

„Wir sind heute zusammengekommen, um von Frau Martha Abschied zu nehmen. Gemeinsam wollen wir ihr einen letzten Liebesdienst schenken, um ihr dadurch die Ehre zu erweisen. Trauerwege brauchen Zeit. Einen Schritt im Trauerprozess wollen wir nun gemeinsam beschreiten. Jeder soll dies in der Weise tun, wie es für ihn oder für sie gut und stimmig ist."

Danach begannen wir mit den Vorbereitungen für das Ritual. Anita und Irene überlegten vor dem Kleiderschrank der Mutter stehend, welche Kleidung sie nun tragen sollte. Einige Kleidungsstücke lösten Erinnerungen an familiäre Festivitäten aus. Sie entschieden sich für einen eleganten dunkelblauen Anzug und eine rosafarbene Seidenbluse. Dieses Arrangement hatte Martha für einen freudigen Anlass gekauft, für die Trauung ihrer Töchter, die beide innerhalb kurzer Zeit geheiratet hatten. Dazu wurden Unterwäsche und Stumpfhose bereitgelegt. Anita suchte nach einem gestimmten Seidenschal in Blautönen und legte auch die Perücke, die Frau Martha während der Chemotherapie-Zyklen getragen hatte, bereit.

Manche Patient*innen haben ihre letzte Kleidung schon zu Lebzeiten vorbereitet. Bei der Wahl der Kleidung sollte nicht an das Nachthemd, sondern vielmehr an besonders gern getragene Kleidungsstücke gedacht werden. Manche Angehörigen wählen besonders schöne Kleidung, andere besonders kuschelige Jogginganzüge und warme Stricksocken.

Danach legten wir Waschlappen und Handtücher sowie ein frisches Leinentuch bereit und füllten das Waschbecken mit warmem Wasser. Wir entschieden uns für folgende Aromamischung: ½ Glas Milch als Emulgator, 3 Tropfen Sandelholz und 3 Tropfen Palmarosa.

Sandelholz, lat. „Santalum album", ist ein aus Indien stammendes und durch Wasserdampfdestillation gewonnenes Gewächs. Auf der geistig-seelischen Ebene wirkt es harmonisierend, beruhigend und verlangsamend, auf der körperlichen Ebene, neben vielen anderen Wirkungen, schmerzlindernd und krampflösend. Palmarosa, lat. „Cymbopogon martinii", ist ein tropisches Duftgras. Es wird ebenso durch Wasserdampfdestillation gewonnen. Auf der geistig-seelischen Ebene wirkt es stabilisierend bei Gefühlsschwankungen, auf der körperlichen Ebene ebenfalls schmerzlindernd, krampflösend und die Immunabwehr stärkend.

Anita holte eine wohlriechende Hautlotion und den Schminkkoffer der Mutter. Ich hatte eine CD mitgebracht: *„Merlin's Magic: Engel – Die himmlischen Helfer",* sphärische Klänge, bei denen sich Frau Martha körperlich und auch atemtechnisch gut entspannen konnte, und die auch die Familie beruhigend erlebte.

Musik bietet nicht nur sterbenden Menschen schwingungsmäßige und angenehme Erfahrungen, sondern auch den Angehörigen. Musik erhöht die Sensibilität für Atmosphärisches. Sie wird intuitiv ausgewählt. Ich kannte diese Familie und wusste, welche Musik sie gerne hörte. Ansonsten lade ich die Angehörigen ein, Musik auszuwählen.

Herr Konrad, Marthas Ehemann, bedeckte das Bettbeistelltischchen mit einer Häkelarbeit von ihr, stellte die von ihm entzündete Hochzeitskerze darauf und bereitete eine Wasserschale vor. Darum herum legte er mehrere Schwimmkerzen. Die Familie besuchte sonntäglich und regelmäßig den Gottesdienst. Wir begannen das Ritual mit dem Kreuzzeichen und fanden uns alle gedanklich ein, indem jeder Anwesende an der Hochzeitskerze eine Schwimmkerze entzündete und diese in eine vorbereitete Wasserschale legte. Spontan holte Herr Konrad noch einen Orchideenstock, zupfte davon einige Blüten ab und legte sie ebenfalls in die Wasserschale. Die einzige weiße Schwimmkerze wurde für Gottes spürbare Gegenwart entzündet. Wir holten gedanklich auch all jene Menschen herein, die Frau Martha sehr verbunden waren, ob lebend oder vorausgegangen, und entzündeten auch für diese Menschen eine Kerze.

Herr Konrad wollte sich während der Waschung in einen Nebenraum zurückziehen, um zu beten. Bevor er ging, küsste er zärtlich seine Frau.

In der nun folgenden Schwellen- und Übergangsphase wird das Ritual durchgeführt und die Brücke von der Gegenwart in die Zukunft wird beschritten.

Ich leitete die Waschung ein, indem ich zwei Waschlappen auswrang und einen davon Anita reichte. Ich begann, Marthas linken Arm in Haarwuchsrichtung langsam und wiederholt zu waschen, und Anita tat dies ebenso mit dem rechten Arm. Ganz behutsam wurden jeder einzelne Finger und die Fingerzwischenräume gepflegt.

Danach trat ich ein wenig zurück, um Anita und Irene den Vortritt zu lassen. Ich übergab meinen Waschlappen Irene.

Trotz anfänglicher Zurückhaltung und Unsicherheit seitens der Angehörigen entwickelte sich in kurzer Zeit eine Eigendynamik des intuitiven Tuns. Ich sehe mich von da an nur als Begleiterin, die eine Lotion, ein Handtuch oder ein Taschentuch reicht, vielleicht das Wasser wechselt.

In derselben Weise wurden die Arme von Frau Martha getrocknet und gesalbt. Anita und Irene erzählten während des Rituals, wie sehr ihre Mutter auf die Pflege ihres Körpers Wert gelegt hatte.

Die Reinigung des verstorbenen Menschen steht nicht im Vordergrund. Intime Körperzonen werden bei der Waschung nur bedingt miteinbezogen. Nimmt beispielsweise ein Sohn, der die Mutter körperlich nie völlig entblößt gesehen hat, an einer rituellen Waschung teil, bleiben diese Körperzonen gänzlich ausgespart und mit einem Badetuch bedeckt. Wenn möglich, werden diese Körperregionen, also Brust oder Schamgegend, bei eventueller Verunreinigung durch Erbrochenes, Urin oder Stuhl, bereits vor der Waschung von dem Ritualbegleitenden gereinigt. So würde ich diesen Sohn schon vor der Waschung fragen, in welcher Weise er seine Mutter körperlich erlebt hat. Intimzonen bleiben also über den Tod hinaus gewahrt. Bei manchen rituellen Waschungen werden nur die Hände oder nur das Gesicht abschiedlich gepflegt.

Für pflegende Angehörige wie Irene und Anita gibt es keine Intimzonen, die man bei der Waschung aussparen müsste. Beim Seitwärtsdrehen der Verstorbenen wurde ein frisches Laken eingebettet, da es von Erbrochenem benetzt war.

Manchmal entleeren Verstorbene noch einmal willenlos die Blase oder den Darm, was das Einlegen eines Inkontinenz- und Matratzenschutzes erfordert. Dies ist eine reine Körperfunktion und hat mit dem Menschen nichts mehr zu tun. Wird die/der Verstorbene zur Seite gedreht, ist darauf zu achten, dass Flüssigkeit aus dem Mund herausfließen kann. Es empfiehlt sich, eine saugende Kompresse darunterzulegen. Zudem sollten Sie vor dem Seitwärtsdrehen Angehörige über eventuelle Laute und deren Ursache aufmerksam machen. Geräusche, die einem Seufzen oder Stöhnen ähneln, entstehen durch die Kompression des Magens und des damit verbundenen Luftausstroms über die Stimmritze.

Bei diesem tiefen menschlichen Erlebnis werden Emotionen in ihrer unterschiedlichsten Art und Weise zum Ausdruck gebracht. Anita und Irene erzählten, weinten, lächelten. Trauer wurde individuell zugelassen. In weiterer Folge und in zärtlicher Liebe wuschen und salbten die Töchter ihre Mutter. Irene liebkoste ihr

Gesicht, immer wieder, und bewunderte ihre Schönheit und den perlmutartigen Glanz ihrer Haut. Sie holte Parfum und betupfte die Ohrläppchen, wie ihre Mutter es getan hatte. Ich forderte dazu auf: *„Lassen Sie sich Zeit. Nichts drängt."*

Habe ich den Eindruck, Angehörigen fällt es noch schwer, eine letzte Berührung als solche anzunehmen, und sie können sich beispielsweise von den Händen noch gar nicht lösen, dann reiche ich immer wieder die Pflegelotion, solange, bis sie mir signalisieren, dass es jetzt gut ist.

Die Pflege von Frau Martha durch ihre Töchter dauerte etwa eineinhalb Stunden. Nach der Waschung begannen wir, Frau Martha anzukleiden. Dabei war das Einsetzen der Totenstarre spürbar, jedoch ließen sich die Extremitäten trotzdem noch gut bewegen. Dabei halfen wir alle zusammen.

Beim Ankleiden bei einsetzender Totenstarre gibt es einige bewährte Vorgehensweisen, damit eine verstorbene Person nur so oft wie nötig zur Seite gedreht werden muss. So werden beispielhaft das Hochziehen von Unterhose und Strumpfhose und das Hinunterstreifen der Oberbekleidung über die Thorax-Rückseite während einer Seitwärtsbewegung durchgeführt.

Beim Ankleiden gehen wir behutsam und auch sorgfältig vor. Irene holte eine Schere, um die Unterhose an der Vorderseite einzuschneiden: *„Mama hat das immer getan, wenn der Bauch so gespannt hat."* Irene meinte damit den massiven Aszites ihrer Mutter und das damit verbundene Spannungsgefühl. Ebenso tat sie dies bei der Stumpfhose und auch bei der Anzughose blieb der oberste Knopf offen.

Nichts ist unbedeutend bei einem Ritual: Wie und wo die Hände liegen, wohin der Kopf sich neigt. Jede scheinbare Unauffälligkeit wird für die Angehörigen enorm wichtig.

Ich half beim Schließen des Mundes.

Damit der Mund geschlossen bleibt, kann ein kleines zusammengerolltes Handtuch unter das Kinn gelegt werden. Dieses könnte mit einem hübschen Tuch bedeckt umwickelt werden. Kinnstützen sind in verschiedenen Größen erhältlich, hautfarben und verrottbar. Sie können beim Einsargen belassen werden. Jedoch könnten Kinnstützen das Gesicht auch entstellen, weil sie die Wangen in unnatürlicher Weise zusammenpressen. Nach Eintritt der Totenstarre, also nach etwa 2–4 Stunden, können die Hilfsmittel für den Mundschluss entfernt werden, da die Muskulatur dann für etwa 15–20 Stunden starr bleibt. Keinesfalls sollte, wie früher üblich, eine trockene oder feuchte Binde für den Mundschluss verwendet werden, da diese rotblaue Striemen hinterlässt. Diese erinnern an Strangulationsmerkmale. Nach Möglichkeit werden Zahnprothesen wieder in den Mund eingesetzt. Ist das Gesicht durch Kachexie und Kieferschwund stark verändert, könnte eine Zahnprothese eher einen verstörenden mimischen Ausdruck bewirken.

Anita begann, ihre Mutter dezent zu schminken. Sie wählte Lidschatten passend zum Schal, hellbraune Wimperntusche, einen Hauch Rouge und schminkte die Lippen rosa. Zur Entscheidung, ob Martha die Perücke tragen sollte, holten sie den Vater hinzu. Langsam trat er ein und ließ zunächst das gepflegte Antlitz seiner Frau auf sich wirken. Gemeinsam wurde entschieden, dass die Perücke nicht mehr zum schmalen Gesicht passen würde. Irene holte eine andere ältere Perücke hervor. Diese ähnelte mehr der Naturhaarfarbe. Aber auch diese wirkte eher entstellend. Da begann Anita, den Seidenschal umzuplatzieren, sodass er teilweise auch das Haupt der Mutter bedeckte. Solange, bis alle zufrieden waren.

Herr Konrad streichelte die Hände seiner Frau, legte sie in die seinen. Danach faltet er ihre Hände. Die rechte Hand lag obenauf, sodass der Ehering sichtbar war.

Nichts ist unbedeutend bei diesem Ritual.

Betend verweilten wir bei Frau Martha, und beim Betrachten ihres Gesichtes konnten wir beobachten, dass jegliche Anspannung gewichen war, das Gesicht friedlich wirkte. Wir tauschten einander unsere Wahrnehmungen aus.

Falls nahestehende Angehörige bedauerlicherweise nicht an einer Verabschiedung teilnehmen können, sollte auch an die Möglichkeit einer Fotografie gedacht werden.

Anita fotografierte die Mutter, damit die Oma im Altenheim ein letztes Bild mit dem friedlichen Gesichtsausdruck ihrer Tochter bekam.

Das Ritual hat ein klar definiertes Ende. Oft werden bewusst jene Texte, Gedichte, Gebete oder auch Lieder gewählt, die die Verstorbenen schon während des Lebens begleitet haben, oder solche, die einen übergreifenden Gehalt haben und gut aufgenommen werden können.

Herr Konrad sprach ein abschließendes Gebet.

Frau Martha blieb zwei Tage zu Hause aufgebahrt. Die Familie half beim Einsargen.

Beim Begräbnis und im Zuge der Wiedereingliederungsphase erfuhren sich die Hinterbliebenen erstmals in einer neuen Rolle in der Gesellschaft: Nun waren es Töchter, die nur noch einen Elternteil hatten, und ein Mann, der Witwer war.

„Kinder, werdet Teil unserer Familie!"

Auf der Palliativstation begleitete ich eine Familie im Abschiedsprozess einer verwitweten Mutter. Die Kinder der Verstorbenen waren 14 und 16 Jahre alt. Mit ihren Geschwistern pflegte die Verstorbene zeitlebens kaum Kontakt. Plötzlich und während einer Phase im Ritual, bei der ich dazu eingeladen hatte, alles zu sagen und zu tun, was einem bedeutsam erscheint, reichte die Schwester der Verstorbenen den Kindern die Hände. Alle anderen im Kreis Stehenden rückten näher zueinander und reichten sich ebenfalls die Hände. Allein durch diese gemeinschaftliche Geste wurde der ehrlich gemeinte Zusammenhalt innerhalb der Familie spürbar. Dann sprach sie, zunächst der Verstorbenen zugewandt: *„Es tut sehr weh, dass du so jung von uns gehen musstest und wir nun an deinem Totenbett stehen. Wir hatten es im Leben nicht immer leicht miteinander. Behalten werden wir die vielen schönen Erinnerungen, die uns verbinden."* Dann wandte sie sich den Kindern zu und sagte: *„Nun, da eure Mutter gestorben ist, wollen wir für euch da sein. Bitte schenkt uns das Vertrauen. Kinder, werdet Teil unserer Familie!"* Alle weinten, manche nickten bestätigend oder dankend, andere umarmten sich, wieder andere reichten Taschentücher. *„Matthias, ich kann dir in Mathe helfen"*, sagte der 16-jährige Oliver zu seinem Cousin. Und nach einer Weile sagte der Schwager der Verstorbenen: *„Wir haben genug Platz im Haus. Ich wollte immer schon das Dachgeschoss ausbauen. Dann habt ihr jeder ein eigenes Zimmer."* Der Händedruck, eine Geste des Friedens zwischen den Anwesenden, hatte weitreichenden Charakter über das Ritual hinaus.

Trotz der rasch voranschreitenden lebenslimitierenden Erkrankung versuchte Hilde, ihrem Leben das Beste abzuringen. Sie suchte nach Wegen, um das Leid irgendwie ertragen zu können, um so lange wie möglich ihrer Aufgabe als Mutter gerecht zu werden. Viktor Frankl sagte: *„Es gilt, jenen Situationswert zu entdecken, der jeder Situation innewohnt. Der Mensch wird vom Leben befragt und es ist des Menschen Herausforderung, treu seines Gewissens darauf zu*

antworten. Darin zeigt sich der sog. Aufgabencharakter des Lebens" (1946,
S. 43). Alle nahmen sich in dieser Stunde Hildes Umgang mit der
Erkrankung zum Vorbild.

DER STERBEPROZESS

Sterbephasen nach Jonen-Thielemann und ihre Erfahrungen

Sterbephasen nach Jonen-Thielemann

Die Palliativmedizinerin Jonen-Thielemann untergliedert die letzte Lebenszeit eines Menschen in vier Phasen (Simmenroth-Nayda et al., 2012, S. 242):

In der *Rehabilitationsphase* ist den Erkrankten die weitgehende Teilnahme am gesellschaftlichen Leben trotz fortgeschrittener Erkrankung und eventuell mithilfe einer palliativen Therapie möglich. Diese erste Phase kann Monate bis Jahre dauern.

Die *Präterminalphase* ist von Symptomen geprägt, die durch eine umfassende Schmerz- und Symptomkontrolle gelindert werden können. Die Lebensführung ist jedoch symptombedingt beeinträchtigt. Die Prognose in dieser zweiten Phase beträgt Wochen bis Monate.

In der *Terminalphase,* die dritte Phase, können die meisten Patient*innen das Bett nicht mehr verlassen. Die Phase dauert wenige Tage bis Wochen. Bettlägerigkeit und vermehrte Handlungsunfähigkeit begleiten diese Zeit. Der sterbende Mensch zieht sich immer mehr in sich zurück, es kann aber auch zu vermehrter Unruhe kommen.

Ist der Mensch am äußersten Endpunkt seines Lebens angelangt, wird von der *Finalphase* gesprochen, das ist die vierte und eigentliche Sterbephase nach Jonen-Thielemann. Der Tod tritt in wenigen Stunden in das Leben ein (Simmenroth-Nayda et al., 2012, S. 242).

Erfahrungen der Palliativmedizinerin Jonen-Thielemann

Jonen-Thielemann erzählte 2019 in einem Interview über ihre Erfahrungen als Palliativmedizinerin. Sie begleitete Tausende beim Sterben. Wenn sie nicht direkt dabei sein konnte, erkundigte sie sich im Nachhinein, wie der Sterbeprozess verlaufen ist (Körfgen, 2019, o. S.).

„Gerade so kurz vor dem Tod sind Patienten doch ehrlich, in der Regel. Die Masken fallen. Man spielt nicht mehr Theater. Für mich war es auch ein Geschenk, die Ehrlichkeit und die Offenheit zu erleben" (Jonen-Thielemann in Körfgen, 2019, o. S.).

„Jedes einzelne Symptom kann, wenn es sehr ausgeprägt ist, das Leben so erschweren und so schlimm sein, dass der Patient sagt, ‚so kann ich doch gar nicht weiterleben'" (ebd.).

Die Linderung der körperlichen Beschwerden ist die *„Basisarbeit"* von Palliativmedizinerinnen und -medizinern, so Jonen-Thielemann (ebd.),

ansonsten kann man an nichts anderes als an Schmerz oder Übelkeit denken. Dann kommen die wirklich anspruchsvollen Aufgaben der Palliativmedizin: […] sich all der Dinge zu widmen, die alle nicht in der Reihe sind. Die können sein auf geistig-seelischem Gebiet, auf spirituellem Gebiet, auf sozialem Gebiet. Es gibt kaum einen Patienten, der alles in seinem Leben so im Lot, in der Balance hat, dass da alles in Ordnung ist. Da ist unglaublich viel zu tun.

Eine zufriedenstellende medikamentöse Therapie ist nur dann möglich, *„wenn er* (der Patient) *auch in anderen Bereichen seines Lebens seinen Frieden gefunden hat. Solange vieles noch im Unklaren ist, im Streit, im Hass, im Neid, im Zorn, in der Wut, ach, da kann man noch so viel geben, man kriegt die Schmerzen nie so richtig restlos beseitigt."* Das Leben kann sehr schwierig sein.

Für Jonen-Thielemann war es überraschend, mitzuerleben, wie viel Schuld, Schuldgefühle und Zerwürfnisse es in Familien geben kann. *„Unglaublich"*, so die Ärztin, *„dass eine Mutter ihren erwachsenen Sohn seit vielen Jahren nicht mehr gesehen hat"* (Jonen-Thielemann in Körfgen, 2019, o. S.). Sie erzählte, dass die Erkrankte ihren Sohn *„abgehakt"* habe. Mit der Schmerztherapie war diese Patientin nie zufrieden. Nachdem ein Wiedersehen mit dem Sohn möglich geworden war, entspannte sich die Schmerzsituation und sie konnte beruhigt und friedlich sterben. *„Wenn ich etwas von der Palliativstation gelernt habe, dann ist das: Versöhnen, Versöhnen, Versöhnen"*, so die erfahrene Medizinerin (ebd.).

„Wer wirklich gelebt hat, stirbt leicht. Wer sich selber viel schuldig geblieben ist, der stirbt schwierig. Das Sterben ist eine Funktion vom Leben" (ebd.).

Anzeichen des nahenden Ablebens und der Umgang damit

Die Anzeichen des nahenden Ablebens sind zu erwartende Veränderungen und natürliche Phänomene des Sterbeprozesses. Sie sind kein Grund für die Einweisung in ein Krankenhaus.

Cheyne-Stokes-Atmung und Schnappatmung

Zunächst ist die Cheyne-Stokes-Atmung zu beobachten: an- und abschwellende Atemzüge. Nach ungefähr zwanzig Atemzügen tritt eine Atempause ein. Mit Fortschreiten des Sterbeprozesses kann eine Atempause mehrere, etwa zehn Sekunden, dauern. Kurz vor dem Ableben wird diese Atemform von der Letztatmung des Lebens, der Schnappatmung, abgelöst. Vor dem letzten Atemzug sind kurze und zunehmend schwächer werdende Einatembewegungen, mit Atempausen dazwischen, zu beobachten.

Terminale Rasselatmung

Sowohl die Cheyne-Stokes-Atmung als auch die Schnappatmung können vom „terminalen" oder „präfinalen Rasseln" begleitet werden. Die wortwörtliche Übersetzung des englischen Begriffs „death rattle" lautet „Todesrasseln". Doch löst diese Bezeichnung Gedanken an eine besonders schwere Atmung aus. Manche empfinden beim Hören dieses Begriffs Angst, ihr geliebter Angehöriger könnte gar am Schleim ersticken. Stattdessen sollte von einer „natürlichen" und „erwarteten Veränderung der Atmung" am Ende des Lebens gesprochen werden, um der Natürlichkeit des Sterbens Ausdruck zu verleihen und um Ängsten vorweg Einhalt zu gebieten.

Die terminale Rasselatmung ist nicht als Ausdruck von Atemnot zu werten, unter der Sterbende leiden. Es handelt sich dabei um ein geräuschvolles, mechanisch-funktionelles Ereignis, das durch das Oszillieren von angesammeltem Sekret in den letzten Lebenstagen oder -stunden bei der Mehrzahl sterbender Menschen entsteht. Mitverursachend für das rasselnde Atemgeräusch dürfte eine Atrophie der Schlundmuskulatur im Zuge von Kachexie der Patient*innen, das ist der krankhafte Gewichtsverlust im Zuge von schwerer Krankheit, bei gleichzeitigem Verlust des Schluckreflexes sein. Eine vermehrte bronchiale Sekretion bildet sich in der Regel über mehrere Tage hinweg aus. Die oftmals noch wachen Patient*innen sind zu schwach, um Sekret effektiv abhusten und den Schleim wirksam beseitigen zu können, was jedoch auch die Entstehung einer Pneumonie begünstigen kann.

Rasselatmung Typ I (tracheal) und Typ II (bronchial)

Das „terminale" oder „finale Rasseln", auch „terminales Brodeln" genannt, dominiert bei bewusstseinsbeeinträchtigten oder bewusstlosen sterbenden Menschen. Bei einer Rasselatmung vom Typ I kommt es zu einer reflektorischen und vornehmlich in den oberen Atemwegen auftretenden Sekretbildung, weshalb auch vom „trachealen Typ" gesprochen wird. Das Sekret bildet sich im Bereich der Trachea und der Glottis (Stimmritze). Die Glottis wird aus den Stimmlippen und den Stellknorpeln gebildet. Die Rasselatmung vom Typ II beschreibt eine überwiegend bronchiale Sekretion, „bronchialer Typ", die über mehrere Tage hinweg gebildet wird. Bewusstseinsklaren Patient*innen ist es nicht mehr möglich, Sekret abzuhusten, weshalb das Risiko einer Lungenentzündung besteht. Klaschik und Nauck (2002, S. 239) gehen davon aus, dass 60–90 % der Sterbenden eine Rasselatmung entwickeln.

Verständlich ist die Sorge der An- und Zugehörigen, dass die Sekretbildung das freie Ein- und Ausatmen der Sterbenden belasten könnte, weshalb sie dessen Beseitigung, etwa durch einen trachealen Absaugvorgang, erbitten. Um verstehen zu können, weshalb ein Absaugvorgang keine Abnahme, sondern eine Zunahme der Schleimbildung bewirkt, wird zunächst die Funktion der Schleimhaut in den Atemwegen erklärt. Die Schleimhaut in der Luftröhre besteht aus dem „Flimmerepithel". Das sind Millionen von Zellen mit beweglichen Härchen, den „Flimmerhärchen". Dazwischen befinden sich die schleimbildenden Becherzellen, deren Schleim sich über den Zellteppich legt und diesen ständig feucht hält. Geraten nun kleine Fremdkörper in die Luftröhre, bleiben sie an der Schleimhaut haften. Die sich rhythmisch bewegenden Flimmerhärchen befördern die Fremdkörper nach oben und in Richtung Rachenraum. Dort angelangt, werden sie geschluckt, was meistens unwillkürlich erfolgt. Ein Absaugen des Luftröhrenschleims im Sterbeprozess wäre deswegen kontraproduktiv, da die Trachea den Absaugkatheter als Fremdkörper erkennen würde, den es abzustoßen gilt. Reflektorisch würde, zum Schutz der Luftröhre, noch mehr Schleim produziert werden, um Verletzungen vorzubeugen. Man spricht in diesem Zusammenhang auch von „reflektorischer Schleimbildung". Zudem erweist sich das Absaugen von Schleim für die geschwächten sterbenden Menschen als überaus belastend.

Absaugen von Sekret aus dem Mundrachen

Lediglich im Mundrachen, dem „Oropharynx"[16], wenn bei offenstehendem Mund ein Schleimsee zu sehen ist, könnte und sollte dieser durch einen Absaugvorgang entfernt werden, weil dadurch einer Aspiration von Schleim vorgebeugt wird. Hierzu genügt es, einen etwa 100 ml fassenden Spritzenzylinder mit einem kurzen Absaugkatheter zu verbinden und in dieser Weise den Schleim abzusaugen. Andere Gerätschaften wie elektrische Absauggeräte sind für das Entfernen von Sekret im Mundrachen nicht nötig.

Pflege von Menschen mit terminaler Rasselatmung

Bedeutsam ist die Reduzierung der Flüssigkeitszufuhr auf das individuell notwendige Maß. Eine Veränderung der Liegeposition kann eine Beruhigung der rasselnden Atmung eventuell bewirken. Erfahrungsgemäß wird eine etwa 30 Grad schräge Seitwärtsposition gut toleriert, wobei auch Schleim leichter abgehustet werden kann. Andere Patient*innen erfahren Erleichterung durch eine Oberkörperhochlage in etwa 34 Grad. Dabei sollten die Beine auf einem Polster ruhen, das unterhalb der Knie platziert wird. Die Arme könnten auf länglichen Polstern positioniert werden, die nicht zu nahe am Oberkörper anliegen sollten, um Beklemmungsgefühle zu vermeiden. In einer jeden Position sollte darauf geachtet werden, dass der Kopf eher nach vorne geneigt ist, um das Zurückfallen der Zunge und ein Aspirieren von Schleim zu vermeiden.

Die Gabe von Sauerstoff ist meistens kontraindiziert

Die Gabe von Sauerstoff am Ende des Lebens ist meistens kontraindiziert. Sauerstoff wird nasal mittels einer Sauerstoffbrille aus PVC, Polyurethan oder Silikon appliziert. Die Brille liegt auf der

---

[16] Der Oropharynx, lat. „os" bedeutet Mund, lat. „pharynx" bedeutet Rachen: „Mundrachen". Hierzu zählen der weiche Gaumen, die Mandeln und der Zungengrund.

empfindsamen Nasenschleimhaut auf und führt dort zu Druck- oder Reibeschmerzen, sogar zu Druckgeschwüren. Auch dann, wenn der Sauerstoff angefeuchtet wird, trocknen die Schleimhäute in Nase, Mund und Rachen aus, was wiederum das Durstgefühl erhöht und einen Hustenreiz auslöst. Dieser wiederum erschöpft die Betroffenen und verunmöglicht einen erholsamen, friedvollen Schlaf. Auch das Risiko der Aspiration von Speichel steigt bei trockener Mundschleimhaut. Letzte Worte wollen noch gesprochen werden. Doch können geschwächte sterbende Menschen mit einem ausgetrockneten Mund kaum noch ein Wort aussprechen. Zudem atmen Sterbende hauptsächlich über den Mund. Der verabreichte Sauerstoff würde zwar nasal einströmen, jedoch mit dem nächsten Atemzug über den Mund ausgeatmet werden. Nur eine sehr kleine Menge würde die Lunge erreichen. Sauerstoffmasken sind ebenfalls zu meiden, da sie Druckschmerzen, Beklemmungsgefühle und zudem eine permanente ästhetische Beeinträchtigung des Gesichts mit sich bringen. Angehörige wollen die Sterbenden vielleicht noch liebevoll berühren und mit ihnen sprechen. Eine Maske erschwert all das. Bei einigen Erkrankungen, etwa einer COPD[17] bzw. bei psychischer Abhängigkeit, sollte die Gabe von Sauerstoff jedoch keinesfalls verwehrt werden!

---

[17] Chronische obstruktive Lungenerkrankung.

„[...] das Sterben und die Minuten davor, der Beginn des Gleitens,
Wegrutschens, raus aus der bewussten Welt, dann los davon, ganz los, dann
weiß man nichts mehr, diese Minuten sind schwer, es ist zu endgültig, so viel
Endgültigkeit, so viel Ende fasst ein menschlicher Geist nicht"
(Bergmann, 2011, S. 31).

Die letzten Stunden des Lebens können von einer terminalen Agitation begleitet werden. Diese letzte Bewegtheit tritt Minuten bis Stunden vor dem Ableben auf und zeigt eine gesteigerte, ziellose, motorische Unruhe, meist verbunden mit einer Eintrübung der Bewusstseinslage. Manchmal ist ein spontanes Aufrichten des Oberkörpers zu beobachten. Die Arme bewegen sich in einer Weise, als würde der sterbende Mensch nach etwas oder nach jemandem greifen. Eine Unruhe kann jedoch auch ein Hinweis auf ein körperliches Unbehagen sein. Daher ist zu prüfen, ob die Symptomkontrolle bestmöglich erfolgt ist, ob beispielsweise die/der Sterbende die Harnblase entleeren kann oder ob andere Symptome vorliegen, die einer pflegerischen Intervention oder einer medikamentösen Behandlung bedürfen. Belastende Symptome könnten beispielsweise eine erschwerte Atmung, ein Beklemmungsgefühl, Juckreiz, Schmerz, Flatulenzen oder auch Angst sein.

Zeigen Sterbende beharrlich die Tendenz zum Aufsitzen, sollte man sie daran nicht hindern. Doch sind sie schwach und der Kreislauf ist sehr labil, weshalb man ihnen beim Sitzen im Querbett körperlich sehr nahe sein sollte, damit sie nicht etwa stürzen und sich Verletzungen zuziehen. Die Beine sollten nicht haltlos in der Luft baumeln, stattdessen ist dafür Sorge zu tragen, dass die Füße auf dem Boden stehen oder auf einem Fußschemel ruhen. Dies vermittelt ein Gefühl von körperlicher Stabilität und einem „Geerdetsein". Mit dem eigenen Körper kann ihnen Halt und Sicherheit vermittelt werden. Das Bedürfnis zu sitzen, zu stehen oder ein paar Schritte zu gehen, ist zumeist von kurzer Dauer.

Vor allem beim Aufstehen sollten unbedingt zwei Personen den sterbenden Menschen stützen. Im Idealfall ist eine erfahrene Pflegeperson dabei anwesend. Danach sinken die Sterbenden erfahrungsgemäß ermüdet auf ihr Kissen zurück, um auszuruhen. Hilfreich kann sich das Liegen in der Einschlafposition erweisen. Die meisten Menschen schlafen entweder auf der rechten oder auf der linken Körperseite liegend ein. Dabei neigt sich der Kopf etwas in Richtung Brust und die Person rollt in sich ein wenig zusammen. Die Beine werden zumeist gebeugt und in Richtung Hüfte angezogen. Um das Geborgenheitsgefühl zu verstärken, kann vor den Oberkörper ein weiches Polster gelegt werden, auf dem der obenauf liegende Arm entspannt ruhen kann. Entlang des Rückens und des Beckens kann eine weiche Decke modelliert werden. Das verstärkt die Wahrnehmung des eigenen Körpers und das Sich-selbst-Spüren, was beruhigend wirkt.

Flüssigkeitszufuhr, Durstgefühl und Mundpflege

Der leichte Wassermangel erleichtert das Sterben

All jene Maßnahmen, die einen Sterbeprozess unnötig belasten oder gar verlängern, sind zu unterlassen. Dies stellt in der Betreuung sterbender Menschen ein ethisches Leitprinzip dar. Ein sterbender Körper kann oral bzw. subkutan aufgenommene Flüssigkeitsmengen, oftmals wegen der zunehmenden Organinsuffizienzen, nicht mehr verstoffwechseln. Wird Flüssigkeit zugeführt, als wäre der Organismus jung und vital, würde dies zu keiner ausgewogenen Stoffwechselbilanz führen. Ganz im Gegenteil: Dies würde die Sterbenden körperlich und psychisch erheblich belasten und ein friedvolles Ableben wäre unter diesen Bedingungen nicht möglich. Wissend, dass ein Mensch den Sterbeprozess im Zustand des leichten Flüssigkeitsmangels, der Dehydratation, friedvoller erleben kann, ist spätestens bei der Bildung von Wasseransammlungen in Geweben, ebenso in Lunge oder Bauch, bei einer Zunahme der trachealen Sekretion, bei einer erschwerten Atmung bzw. beim subjektiven Gefühl von Atemnot eine Reduzierung bzw. Unterlassung der Flüssigkeitsgabe in Erwägung zu ziehen. Zudem führt ein leichter Wassermangel zur Ausschüttung endogener Opioide. Das sind körpereigene Peptide, die morphinähnliche Wirkungen an Opioidrezeptoren entfalten, schmerzlindernd und stimmungsaufhellend wirken.

Lange Sterbeprozesse erfordern ein tägliches Neueinschätzen in Bezug auf die Flüssigkeitsgabe, die Gesamtsituation berücksichtigend!

Keinesfalls hat jedoch die Entscheidung hin zu einer reduzierten bzw. unterlassenen Flüssigkeitsgabe Endgültigkeitscharakter. Da Sterbeprozesse individuell unterschiedlich verlaufen und es durchaus auch Tage der Stabilisierung bzw. Verbesserung des Befindens geben kann, ist täglich neu einzuschätzen, ob wieder ein Substitutionsversuch unternommen werden sollte oder nicht. Dann sind unbedingt kleine Mengen an Flüssigkeit in Form von Lieblingsgetränken anzubieten.

Ein Durstgefühl besteht nur bei trockener Mundschleimhaut

Die Rezeptoren für das Durstgefühl liegen in der Mundschleimhaut. Das Durstzentrum des Menschen liegt im Hypothalamus. Ist die Mundschleimhaut trocken, melden die Rezeptoren an das Durstzentrum „Durst", unabhängig vom Flüssigkeitsgehalt im Körper! Ist die Mundschleimhaut hingegen feucht, kommt es zu keinem Durstgefühl. Wenn sterbende Menschen an einem flüssigkeitsgetränkten Schaumstoffstäbchen regelrecht gierig saugen, muss die Befeuchtung der Mundschleimhaut intensiviert und engmaschiger durchgeführt werden. Dann kann man davon ausgehen, dass sie durstig sind und einen höheren Bedarf an Flüssigkeit haben.

Utensilien für die Mundpflege

Besteht Verschluckungsgefahr, dürfen Flüssigkeiten nur fein zerstäubt mittels Sprühflakon angeboten werden. Dabei sollte der Kopf der Sterbenden nach vorne und/oder zur Seite geneigt werden. Die Zerstäuber können mit kühlen oder warmen, auch mit dickflüssigeren Getränken befüllt werden. Sprühflakone fassen zwischen 10 und 20 Milliliter und sind in Apotheken erhältlich.

Tröpfchenweise kann Flüssigkeit auch mit Pipetten mit geschmacksneutralen Schwämmen auf Stäbchen verabreicht werden. Sie können in Flüssigkeiten getränkt, zimmertemperiert oder auch (eis-)gekühlt angeboten werden.

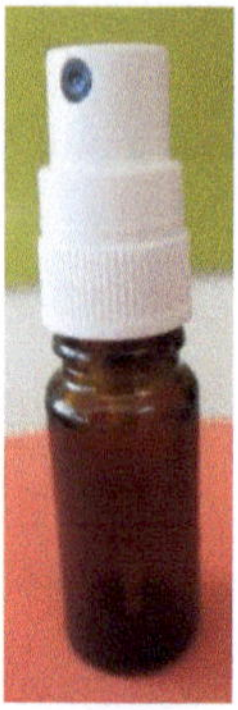

Flüssigkeitsbedarf Sterbender

Ein ausgewogener Flüssigkeitshaushalt stellt in der Betreuung Sterbender kein erstrebenswertes Ziel mehr dar! Zum Flüssigkeitsbedarf Sterbender gibt

Abbildung 9: Sprühflakon

es unterschiedliche Einschätzungen, doch bewegen sich diese allesamt zwischen 500 und 1.000 Milliliter innerhalb von 24 Stunden. Je mehr Anzeichen von Überwässerung zu beobachten sind, desto weniger Flüssigkeit sollte zugeführt werden. Anzeichen von Überwässerung sind beispielsweise ein rasselndes Atemgeräusch, das subjektive Gefühl von Atemnot und Angst, Flüssigkeitsansammlung in Geweben, Lungen und Bauchraum.

Es sollten, sofern die Patient*innen dies zulassen, Maßnahmen zur Befeuchtung der Mundschleimhaut[18] und zur Aufrechterhaltung geschmeidiger Lippen durchgeführt werden. Zur Linderung des Durstgefühls reichen kleinste Mengen Flüssigkeit, die mit einem Mikrozerstäuber verabreicht werden. Da Sterbende überwiegend über den Mund atmen, sollte die Befeuchtung in sehr kurzen Zeitabständen erfolgen, da die Schleimhaut schon nach wenigen Atemzügen wieder austrocknet. Wenn ein Mensch schläft, der Mund offensteht, Lippen und Mundschleimhaut ausgetrocknet sind, dann nimmt er das Durstgefühl nicht wahr, wes-

---

[18] Hierzu steht Ihnen mein Buch „Palliative Mundpflege. Linderung von Mundtrockenheit. Eine Handreichung für Pflegepersonen und betreuende Angehörige" (Wöger, 2020a) zur Verfügung.

halb er nicht geweckt werden sollte. Der Schlaf ist eine Quelle der Erholung, um in den zunehmend kürzer werdenden Wachphasen das Leben mit dem gegenwärtig Gebotenem noch wahrnehmen und ausschöpfen zu können.

Ernährungsrückzug und Vorteile

Palliativpatient*innen sterben nicht, weil sie nicht mehr essen. Sie können und wollen nicht mehr essen, weil sich ihr Leben dem Ende zuneigt.

Reduziert sich bei einem multimoribunden und an Demenz erkrankten Menschen die Lebenskraft, weil er sich in Todesnähe befindet, verliert das Zusichnehmen von Nahrung nach und nach an Bedeutung. Das ist ein physiologischer Prozess. Vor allem bei Menschen in einer späteren Phase der Demenz ist zu beobachten, dass sie plötzlich mit dem Essen aufhören. Die Patient*innen erfühlen selbst den richtigen Zeitpunkt für das Einstellen der Nahrungszufuhr, so scheint es mir. Nahrung, ob diese oral, parenteral oder intravenös verabreicht wird, kann den Stoffwechsel Sterbender belasten. Statt der Zufuhr einer bestimmten Kalorienmenge innerhalb eines definierten Zeitraumes rücken nun andere Aspekte in den Vordergrund. Beispielsweise gewinnen vertraute gemeinschaftliche Ess- und Trinkgewohnheiten, etwa das Kaffeetrinken am Nachmittag, an Bedeutung und sollen so lange wie möglich beibehalten werden. Der Kaffee könnte dem geschwächten und verschluckungsgefährdeten Menschen zwar in seiner gewohnten Tasse serviert, jedoch mit einer Pipette oder einem Sprühflakon gereicht werden. Zum Wohlbefinden trägt das appetitliche und liebevolle Zubereiten kleinster Mengen von Nahrung und Flüssigkeit bei. Darüber hinaus bestimmen optische Eindrücke das Sättigungsgefühl stärker als die tatsächliche Magenfüllung, so das Ergebnis der Studien einer Forschergruppe aus Ithaca, USA (Wansink, Painter & North, 2005, S. 93–94).

Eine Tumorerkrankung verändert die Stoffwechselsituation

Eine begleitende Tumorerkrankung kann eine allgemeine Entzündungsreaktion im Körper auslösen und dadurch den Stoffwechsel beeinflussen. Kohlenhydrate werden nicht mehr verwertet, Glucose wird unvollständig abgebaut, weshalb eine Hypoglykämie durch Nahrungsverzicht in der Regel nicht mehr auftritt. Überdies werden körpereigene Eiweiße zu Glucose abgebaut, was zu Muskelschwäche und Gewichtsverlust führen und durch Gabe von parenteraler Ernährung nicht verhindert werden kann. Obig genannte Faktoren erklären, weshalb die Zufuhr von Kalorien in Form von künstlicher Ernährung vom Körper nicht mehr verwertet werden kann und somit sinnwidrig ist.

Mehr Lebensqualität durch Verzicht auf parenterale Ernährung

Abschließend sei auf die Schlussfolgerungen einer Studie von McCann, Hall und Groth-Juncker (1994, S. 1273–1275) hingewiesen: Wird bei an Demenz erkrankten Menschen auf die Gabe von Flüssigkeit und Nahrung über eine perkutane endoskopische Gastrostomie verzichtet und stattdessen oral und nur bei einem Verlangen danach gereicht, so bedeutet dies keine Einbuße an Lebensqualität. Die Erkrankten empfinden kein Durst- und Hungergefühl. Jedoch, und dies ist sehr wichtig, ist eine kontinuierliche, sorgfältige und wohlschmeckende Mundpflege und die fortdauernde Befeuchtung der Mundschleimhaut zu gewährleisten (McCann et al., 1994, S. 1263). Untersuchungen der Forschergruppe um Wansink et al. (2005) ergaben, dass eine künstliche Ernährung die Lebenszeit weder verlängert noch die Lebensqualität der Patient*innen verbessert.

ETHIK AM ENDE DES LEBENS

„Sie sind wichtig, weil Sie eben Sie sind,
und Sie sind bis zum letzten Augenblick Ihres Lebens wichtig"
(Saunders, 1993, S. 123).

Am Ende des Lebens bedarf es des Zusammenwirkens verschiedener Berufsgruppen und Institutionen. Damit ethisch kompetente Entscheidungen am Lebensende getroffen werden können, empfiehlt die Bioethikkommission des Bundeskanzleramtes Österreich die Orientierung an gesellschaftlich akzeptierten Normen und Werten wie den Schutz des Lebens, die Selbstbestimmung, das Solidaritäts- und Fürsorgeprinzip oder die Verteilungsgerechtigkeit von Ressourcen. Ist ein Sterbeprozess absehbar oder bereits im Gange, endet die Pflicht zum Erhalt des Lebens durch medizinische Interventionen. Ausgehend vom Recht auf Selbstbestimmung darf jedes noch so gut gemeinte Hilfsangebot seitens der Betreuenden von den Patient*innen abgelehnt werden. Unheilbar Erkrankte und Sterbende haben Anspruch auf mitmenschliche Zuwendung und auf Solidarität seitens der Gesellschaft. Sofern eine medizinische Indikation gegeben ist und eine Behandlung dem Wohl eines Menschen dient, sollte sie durchgeführt werden. Fragen, die Verteilungsgerechtigkeit betreffend, sind unter sorgfältiger Abwägung in Einklang mit den individuellen Wünschen der Betroffenen zu beantworten (Bundeskanzleramt Österreich Bioethikkommission, 2015, S. 12–13).

Menschenwürde und Selbstbestimmung

Menschenwürde als Kernbestand elementarer Menschenrechte meint das Recht auf Leben und Selbstbestimmung (Körtner et al., 2014, S. 72). Die Würde ist dem Menschen inhärent und unzerstörbar. Was Menschen als würdevoll oder würdelos empfinden, ist höchst individuell, so wie jede Person ein einzigartiges Wesen ist. Die Menschenwürde verbietet es, eine Person zu einem Objekt herabzuwürdigen und ihr beispielsweise die pflegerische Basisversorgung vorzuenthalten (DGP, o. J., S. 8), denn *„die Würde ist unantastbar"*, so die Charta der Grundrechte der Europäischen Union (Europäische Gemeinschaft, 2000, Kap. 1, Art. 1). Die menschliche Würde ist somit das einzige Grundrecht, das keinerlei Beschränkung erfahren kann. Eine zentrale Aufgabe der Palliativversorgung bildet die Bereitstellung von Versorgungsstrukturen, in denen Patient*innen *„ihre Würde spüren und erleben können"* (DGP, o. J., S. 8).

Vor allem beinhaltet die Würde des Menschen den Anspruch auf Mitsprache im Hinblick auf Alter, Krankheit und Sterben. Selbstbestimmung beinhaltet die Entscheidungshoheit für das höchstpersönliche Schicksal und stellt eine notwendige Bedingung für das Leben in einer wertepluralistischen Gesellschaft dar. Infolge des gedanklichen Vorgriffs, der etwa ein Ausgeliefertsein an eine grenzenlose Intensivmedizin zu vermeiden versucht, werden Willenserklärungen verfasst. Der *„gutgemeinten Fremdbestimmung"*, ebenso einer *„respektlosen Verzweckung"* (Duttge, 2015, S. 39) soll dadurch entgegengewirkt werden.

Doch lässt sich ein menschenwürdiges Sterben nicht auf die Frage nach der Möglichkeit zur Selbstbestimmung am Lebensende reduzieren (Körtner et al., 2014, S. 71). Es bedarf eines Kommunikationsprozesses innerhalb der Familienmitglieder und mit jenen Personen, die mit der Behandlung, Pflege und Betreuung betraut sind. Aufgrund häufig vielfacher und auch divergierender Werthaltungen bedarf es zunächst der Klärung, ob es sich um eine ethische Frage handelt oder um einen Rechtsanspruch (Lang, 2006, S. 240).

Monteverde (2006, S. 1228) erachtet jenes therapeutischpflegerische Handeln für moralisch sensibel, das nicht auf einer Wechselseitigkeit zwischen dem betreuenden Team und den Erkrankten beruht, weil diese beispielsweise an einer Demenz erkrankt und nicht mehr einsichts- und urteilsfähig sind. Das pflegerische Handeln unterliegt dann nicht mehr einer wechselseitigen Legitimation, sondern einer vertikalen, was problematisch sein kann, weil beispielsweise Pflegende gemäß ihrer subjektiven religiösen Vorstellungen und anhand gesamtgesellschaftlicher Werte Entscheidungen treffen, obwohl Professionalisierung und Akademisierung vorangetrieben werden.

Individuelle Bedürfniserfüllung versus Tendenz zur Standardisierung

Geriatrisch und palliativ Pflegende sind mit dem Spannungsfeld zwischen einer standardisierten Ausrichtung der Pflege einerseits und dem Anspruch der *„radikalen Betroffenenorientierung"* (Heller & Knipping, 2007, S. 44) andererseits konfrontiert. Letzteres meint das Mitempfinden und Wahrnehmen der unwiederholbaren Einmaligkeit einer Situation, fern von Verallgemeinerungen. Wenn auch die Umsetzung von Pflegestandards einfacher wäre, so stirbt doch kein Mensch in standardisierter Weise. Die palliative Pflege ist durch Individualisierung charakterisiert. Natürlich unterliegt sie auch krankheitsbedingten Grenzen, etwa wenn das Wahrnehmen personaler Bedürfnisse bei Menschen mit fortgeschrittener Demenz aufgrund der kommunikativen Beeinträchtigung nur begrenzt möglich ist. Alle inadäquaten Maßnahmen, beispielsweise belastende diagnostische Maßnahmen, häufiger Positionswechsel, Ganzkörperpflege, Vitalzeichenkontrolle und anstrengende stuhlabführende Maßnahmen sind bei Menschen im Sterbeprozess nur dann durchzuführen, wenn sie das subjektive Wohlbefinden fördern bzw. belastende Symptome dadurch gelindert werden. Jede Handlung muss reflektiert, bedürfnisorientiert, mit der größtmöglichen Behutsamkeit und vor allem langsam, mit Pausen, durchgeführt werden. Es besteht die Gefahr, dass Standards unüberlegt zur Anwendung kommen und Handlungen sich dadurch automatisieren und zu Routinen werden. Sofern Standards für die palliative Pflege vorliegen, müssen sie an die Bedürfnisse der Bewohnenden angepasst werden. Umgekehrt verfügt ein sterbender Mensch nicht mehr über die Kräfte, um sich an die Routinen eines Teams oder einer Institution anzupassen.

Geriatrisch Pflegende berichten bei palliativ zu betreuenden Bewohnenden über unverhältnismäßige pflegerische und therapeutische Maßnahmen einerseits und eine unzureichende symptomlindernde Therapie andererseits. Eine qualitative Interviewstudie, die den Stellenwert und die Bedeutung des Begriffs „Übertherapie am Lebensende", „Futility" genannt, aus Sicht von ärztlichem und pflegerischem Personal in der Geriatrie und Intensivmedizin untersuchte, zeigt das Vorhandensein eines ethischen Problembewusstseins für Übertherapie bei 76 % der Ärzteschaft und bei 86 % der Pflegenden auf. Die Gründe für eine nicht erfolgreiche Therapiebegrenzung reichten von bestehenden Informationsdefiziten über inter- und intraprofessionellen Dissens bis zu Angst, Unsicherheit und überhöhtem Ehrgeiz (Albisser Schleger, Pargger & Reiter-Theil, 2008, S. 73–75).

Bei schwerkranken, demenzerkrankten Menschen in der Terminalphase kann eine Betreuung unter dem Motto „weniger ist mehr" zu einem würdevollen Sterben beitragen (Förstl, Bickel, Kurz & Borasio, 2012, S. 246). Hingegen gilt, über den gesamten Krankheitsverlauf hinweg ein individuelles Maß zwischen dem Einsatz verfügbarer Mittel und der Rücknahme bzw. Unterlassung zugunsten eines friedvollen Sterbeprozesses zu finden. Soll alten Menschen ein natürlicher Tod ermöglicht werden, bedarf es außerdem des Mutes zum *„liebevollen Unterlassen",* so der Palliativmediziner Borasio (2014, S. 116).

Herausfordernde Situationen im palliativen Kontext sind von einer Aporie, dem begrenzten ethischen Beurteilungsvermögen, charakterisiert (Klie, 2008, S. 45), was für Pflegekräfte eine ethische Belastung bedeuten kann, insbesondere wenn sich Menschen in der letzten Lebensphase befinden. Ethische Fallbesprechungen werden entweder prospektiv oder reaktiv durchgeführt. Modelle zur Besprechung von Betreuungssituationen, die ethische Fragen aufwerfen, haben die Abwägung verschiedener moralisch relevanter Aspekte und das Treffen einer reflektierten, transparenten Entscheidung zum Ziel.

Entsprechende Modelle sollten praktisch leicht anwendbar und einfach, vollständig, ethisch geordnet und sensibel für die Belange der Organisationsentwicklung sein. Das Konfliktpotenzial unter den Betroffenen soll zudem minimiert werden. Die Forderung nach Einfachheit resultiert aus den geringen Zeit- und Personalressourcen, insbesondere im geriatrischen Langzeitpflegebereich. Der Gesprächsverlauf muss klar geregelt sein und eine logisch stringente Struktur aufweisen. Der Anspruch auf Vollständigkeit impliziert, dass alle moralisch relevanten Aspekte einer oftmals konflikthaften Situation umfassend besprochen werden. Bormann (2013, S. 19), Professor für Moraltheologie, verweist auf strukturelle Defizite und inhaltliche Differenzen diverser verfügbarer Modelle, was ihn zur Konzeption des „integrativen Modells für eine ethische Fallbesprechung" veranlasste. Bislang vorliegende Modelle, wie beispielsweise jenes von Beauchamp und Childress (2019), welches einem prinzipienethischen Ansatz folgt, oder die Nimwegener Methode (Steinkamp & Gordijn, 2003), leiden daran, dass sie eine Vielzahl von durchaus wichtigen, in ihrem genauen Sinngehalt jedoch zumeist definitorisch nicht klar bestimmten Gütern und Werten aufzählen, ohne die zwischen ihnen jeweils möglichen Konflikte ausdrücklich zu reflektieren und dem vorrangigen Problem einer überzeugenden Lösung zuzuführen. Zwangsläufig führen Modelle wie diese zu subjektiven

Scheinlösungen, die einer ethischen Überprüfung der jeweiligen Entscheidungsgründe nicht standhalten können, so Bormann (2013, S. 119).

Neben sachbezogenen Informationen ist die Einbeziehung kontextueller Bezüge, emotionaler Verstrickungen und (un-)ausgesprochener Bedürfnisse oder Interessen der Beteiligten bedeutsam, denn sie üben nachhaltigen Einfluss auf die zu treffenden Handlungsentscheidungen aus. Aus systematischer Perspektive ist die ethische Ordnung bedeutsam. Ein überzeugendes Modell, so Bormann (2013, S. 118), muss einen plausiblen normativen Beurteilungsmaßstab aufweisen, mit dessen Hilfe die verschiedenen Gesichtspunkte auf argumentativ schlüssige Weise in ihrem moralischen Gewicht bestimmt und in deren Ranghöhe geordnet werden können. Von praktischer Bedeutung für die lernende Organisation ist die Sensibilität für organisatorische Belange innerhalb der Einrichtung. Treten Erkenntnisse über fragwürdige Routinen und über Verbesserungspotenziale hinsichtlich bestimmter standardisierter Abläufe zutage, sollte ein Modell Anweisungen über den richtigen Umgang damit enthalten. Es bedarf ferner einer geeigneten Anschlusskommunikation, damit die Qualitätsentwicklung der Einrichtung nachhaltig gefördert wird (ebd., S. 118–119).

Das integrative Modell nach Bormann (ebd.) weist folgende Struktur auf:

Erster Schritt: Anlass der Fallbesprechung

◊ Überprüfung der Anwesenheit aller involvierten eingeladenen Personen

◊ Bestimmung des Anlasses bzw. der auslösenden Situation für die Fallbesprechung

◊ Erläuterung der ggfs. längeren Vorgeschichte zu dieser Situation

Zweiter Schritt: Situationsanalyse

◊ Abklärung der Umstände:

→ In welchem Kontext steht die auslösende Situation (individuell, institutionell, gesellschaftlich)?

→ Gibt es eine besondere emotionale Betroffenheit oder psychische Belastung bei den Akteur*innen?

→ Gibt es im Hintergrund der Situation besondere (unausgesprochene) Bedürfnisse und Interessen der Akteurinnen und Akteure, die zu berücksichtigen sind?

◊ Analyse der personenspezifischen Merkmale der Patientin/des Patienten:

→ Welche Informationen über die biografischen Fakten (Alter, Lebensumstände, soziales Umfeld, Wertüberzeugungen, religiöse und spirituelle Einstellungen) der Patientin/des Patienten sind bekannt?

→ Welche medizinischen und pflegerischen Fakten sind zu berücksichtigen?

→ Welche rechtlichen Umstände sind relevant (Existenz bestimmter Vorsorgeinstrumente wie Vorsorgevollmacht, Betreuungs- oder Patientenverfügung)?

→ Gibt es besondere ökonomische Faktoren, die das Verhalten der verschiedenen Akteur*innen beeinflussen?

◊ Wo verlaufen folglich die zentralen Problemlinien?

Dritter Schritt: Ethische Reflexion

◊ Welche allgemein verbindlichen moralischen Standards sind betroffen (Menschenwürde, Lebensschutz, Respekt, Selbstbestimmung, Gerechtigkeit, Fürsorge usw.)?

◊ Gibt es darüber hinaus bestimmte bereichs- oder standesspezifische moralische Regeln und Standards (Sorgfalt, Vertrauenswürdigkeit, Verschwiegenheit, Vertragstreue usw.), die aufgrund der beruflichen Rolle der beteiligten Akteurinnen und Akteure zu berücksichtigen sind, z. B. ärztliches Standesethos?

◊ Welche zusätzlichen moralischen Vorgaben ergeben sich aus dem speziellen Leitbild der jeweiligen Einrichtung? Gibt es z. B. im kirchlichen Bereich bestimmte lehramtliche Vorgaben und Orientierungen?

◊ Bestimmung der Rangordnung der einschlägigen moralischen Gesichtspunkte:

→ Welches Verhältnis besteht zwischen den verschiedenen einschlägigen moralischen Gesichtspunkten (Grundsätze, Güter, Rechte und Pflichten)?

→ Wie sind die verschiedenen moralischen Gesichtspunkte im Hinblick auf die Sicherung, den Erhalt oder die Verbesserung bzw. Verschlechterung der Handlungsfähigkeit der involvierten Personen zu gewichten?

→ Welcher Gesichtspunkt verdient den Vorrang?

→ Wie sind die bestehenden Handlungsalternativen folglich zu bewerten?

Vierter Schritt: Empfehlung und Begründung

◊ Hat sich die Situation durch die schrittweise Analyse geklärt?

◊ Können sich alle Beteiligten auf ein gemeinsames Vorgehen verständigen?

◊ Wie sollte die erarbeitete Empfehlung für das weitere Handeln konkret lauten?

◊ Welche Gründe sprechen für, welche gegen diese Empfehlung?

◊ Wie lässt sich die getroffene Abwägung zwischen den verschiedenen moralischen Standards Dritter gegenüber rechtfertigen (Regeln der Güterabwägung)?

Fünfter Schritt: Dokumentation und Anschlusskommunikation

◊ Klärung, wer in welcher Form über die erarbeitete Empfehlung besonders informiert werden muss

◊ Schriftliche Dokumentation und Archivierung der erarbeiteten Empfehlung nach den von der Institution vereinbarten Regeln

◊ Sicherung des gewonnenen Wissens über organisatorische bzw. strukturelle Defizite der Einrichtung:

→ Enthält die Empfehlung Hinweise zu Verbesserungspotenzialen in den organisatorischen Abläufen und kommunikativen Routinen der Einrichtung?

→ Wie sollten die gewonnenen Einsichten über solche Verbesserungspotenziale an die zuständigen Entscheidungsinstanzen kommuniziert werden?

Entscheidungshilfe zur operativen Legung einer PEG

Förstl et al. (2012, S. 243) skizzieren einen „Entscheidungsbaum", in dem die Schritte auf dem Weg zur ethischen Entscheidungsfindung hinsichtlich der Sinnhaftigkeit einer PEG bei an Demenz erkrankten Menschen dargelegt werden. Der hohen Emotionalität, mit der dieses Thema diskutiert wird, wie auch dem niedrigen Wissensstand der Betreuenden zu diesem Thema soll damit entgegengewirkt werden.

Voraussetzung für eine PEG ist die medizinische Indikation

Vor der operativen Legung einer PEG ist abzuklären, ob hierzu eine medizinische Indikation vorliegt und ob die erkrankte Person einwilligungsfähig ist. Bei einem Nichtvorliegen einer medizinischen Indikation darf keine PEG gelegt werden.

Vorgehen bei einer einwilligungsfähigen Person

Ist eine Person einwilligungsfähig, muss sie über den Nutzen bzw. Schaden der operativen Legung einer PEG aufgeklärt werden.

Vorgehen, wenn die nicht einwilligungsfähige Person eine gesetzliche Vertreterin/einen gesetzlichen Vertreter hat

Gibt es eine gesetzliche Vertreterin/einen Vertreter der an Demenz erkrankten Person, wird die Entscheidung über die Legung der PEG erst getroffen, nachdem die mit der Vertretung beauftragte Person über den Nutzen bzw. Schaden dieser Maßnahme informiert wurde. Nach Möglichkeit wird der vorausverfügte oder mutmaßliche Wille der/des Erkrankten ermittelt. Bei einem Konsens zwischen Ärztin/Arzt, gesetzlicher Vertreterin/gesetzlichem Vertreter und Angehörigen wird das Therapieziel festgelegt und dokumentiert und die Behandlung gemäß dem Willen der Patientin/des Patienten durchgeführt und regelmäßig evaluiert.

Vorgehen, wenn die nicht einwilligungsfähige Person keine gesetzliche Vertreterin/keinen gesetzlichen Vertreter hat und Gefahr im Verzug vorliegt

Besteht eine Gefahr im Verzug und gibt es noch keine mit der gesetzlichen Vertretung beauftragte Person, muss die künstliche Nahrung vorläufig intravenös oder über eine nasal gelegte Sonde zugeführt werden. In diesem Fall ist schnellstens eine Person zur gesetzlichen Vertretung zu bestellen. Bei Nichteinwilligung der mit der gesetzlichen Vertretung betrauten Person wird das Gericht beigezogen, das Therapieziel festgelegt und dokumentiert. Dann wird die Behandlung gemäß dem Willen der erkrankten Person durchgeführt und regelmäßig evaluiert (Förstl et al., 2012, S. 243).

RECHTLICHE ASPEKTE

Formen der Sterbehilfe

Das Sterben und der Tod sind die *„mit dem menschlichen Leben verbundene Konsequenz"* (Bundeskanzleramt Österreich Bioethikkommission, 2015, S. 15) und erfordern unter den verfügbaren medizinischen Möglichkeiten ethische und rechtliche Bedingungen. Nach Rosenberger (2020, S. 4) werden sowohl in der Ethik als auch im Recht die Formen der Sterbehilfe nach zwei Kriterien unterschieden, nach der Handlungsabsicht und nach der Handlungsweise. Die Absicht einer Handlung kann direkt oder indirekt auf den Tod eines Menschen gerichtet sein. Die Handlungsweise kann das Sterben einer Person aktiv oder passiv beeinflussen.

Legale und nicht legale Formen der Sterbehilfe in Österreich

Zu den legalen Formen der Sterbehilfe in Österreich zählen die passive direkte, passive indirekte und aktive indirekte Sterbehilfe, der freiwillige Verzicht auf Nahrung und Flüssigkeit und die palliative Sedierung. Zu den Formen der Sterbehilfe, die in Österreich nicht legal sind, zählen der ärztlich assistierte Suizid, auch „Suizidbeihilfe" genannt, die Tötung auf Verlangen und die aktive direkte Sterbehilfe.

Passive direkte Sterbehilfe

Erweist sich eine als „lebensverlängernd" bezeichnete medizinische Intervention aufgrund des Krankheitsverlaufs als nicht mehr sinnvoll und/oder der irreversibel ablaufende Sterbeprozess wird dadurch belastet oder verlängert, ist sie zu unterlassen. Zu respektieren ist eine Ablehnung einer Behandlung durch Patient*innen auch dann, wenn das betreuende Team die Behandlung befürworten würde (Bundeskanzleramt Österreich Bioethikkommission, 2015, S. 21). Das Gespräch und pflegeri-

sche Maßnahmen wie Körperhygiene, fachgerechte Positionierung und die Versorgung mit Flüssigkeit und Nahrung gehören
zu den unverzichtbaren Zuwendungen. Beispielsweise wird der
Verzicht auf die Ernährung über eine künstliche Magensonde,
ebenso die Beendigung einer invasiven Beatmung, als passive
direkte Sterbehilfe gewertet (Rosenberger, 2020, S. 4).

Passive indirekte Sterbehilfe

Bei der passiven indirekten Sterbehilfe wird auf die Inanspruchnahme von lebensverlängernden Rahmenbedingungen, etwa auf
die Einweisung einer sterbenden Person in ein Krankenhaus,
verzichtet (Rosenberger, 2020, S. 4).

Aktive indirekte Sterbehilfe

Die aktive indirekte Sterbehilfe bezeichnet die titrierende Verabreichung notwendiger Medikamentendosen, solange, bis quälende
Symptome gelindert und eine subjektive Erträglichkeit der Be-
schwerdelast erwirkt werden konnte. Infolgedessen kann Be-
wusstlosigkeit auftreten und der Tod einige Minuten früher einsetzen (Husebø & Klaschik, 2006, S. 108), was jedoch nicht das
primäre Ziel dieser Form der Sterbehilfe darstellt. Zur aktiven
indirekten Sterbehilfe ist die Ärzteschaft ethisch und rechtlich
verpflichtet, da die Leidminimierung ein ethisches Leitprinzip
bedeutet (Rosenberger, 2020, S. 4). Aus Sicht der Deutschen
Gesellschaft für Palliativmedizin (DGP, 2014, S. 8) kann im Zuge
einer Behandlung am Lebensende nicht ausgeschlossen werden,
dass infolge einer unbeabsichtigten und primär nicht intendierten
Nebenwirkung der Todeseintritt beschleunigt wird. Student und
Napiwotzky (2007, S. 218) weisen hingegen berichtigend darauf
hin, dass die Gabe von stark wirksamen Opiaten in hohen Dosen
den Tod dann nicht beschleunigt, wenn sie fachgerecht eingesetzt
wird. Während eine unzulässige Überdosierung zur Lebensver-
kürzung führt, erwirkt eine sachgerechte Dosierung eine Lebensverlängerung, bedingt durch die Schmerzlinderung und den Zu-

wachs an Lebenskraft und -willen. Husebø und Klaschik (2006, S. 108) erachten diese Form der Sterbehilfe dann für besonders problematisch, wenn Pflegekräfte und die Ärzteschaft unerfahren und ängstlich sind, weil ihnen die fachliche Kompetenz fehlt, insbesondere im Hinblick auf Medikationen und Applikationsformen in der Finalphase. Die Übernahme der Verantwortung für die eventuelle Verabreichung einer „letzten Spritze" fällt Ärzt*innen schwer. Dennoch, so die Palliativmediziner, *„müssen Sterbende immer eine optimale Behandlung der Symptome erhalten"* (ebd.).

Um feststellen zu können, ob es sich um eine indirekte Sterbehilfe oder um eine nicht legale Form der Sterbehilfe handelt, ist die hinter der Handlung stehende Absicht von zentraler Bedeutung (Student & Napiwotzky, 2007, S. 218). Indirekte Sterbehilfe ist dann ethisch wie rechtlich zu akzeptieren, wenn es zur Linderung von körperlichem Schmerz keine sonstigen Alternativen gibt. Jedoch ist die Grenze zwischen einer noch wirksamen symptomlindernden Dosis und einer tödlich wirksamen schwer zu erkennen. Handlungsleitend muss stets der Bedarf an Symptomlinderung und nicht die Beschleunigung des Sterbens sein (DGP, 2014, S. 8).

Aktive direkte Sterbehilfe

Eine aktive direkte Sterbehilfe bedeutet das bewusste Beenden eines Lebens, wobei das Ziel in der Tötung eines Menschen liegt, etwa durch Applikation einer Überdosis einer Arznei. Bei der aktiven Sterbehilfe, in Österreich ein strafbares Delikt, hat der Schutz des Lebens Vorrang vor der Autonomie. Unter gewissen Bedingungen ist diese Form der Sterbehilfe auf Wunsch einer sterbenden Person in den Niederlanden, in Belgien und Luxemburg straffrei.

In dem von der DGP (2019) verfassten Positionspapier zum „Freiwilligen Verzicht auf Essen und Trinken" (FVET) wird auch von „Sterbefasten" gesprochen. Die Bezeichnung FVET findet sich in der englischen Literatur unter *„Voluntary stopping eating and drinking"* (VSED). Zum FVNF entscheiden sich Patient*innen mit unerträglichem und anhaltendem Leiden freiwillig, um das Sterben zu beschleunigen. Im Zuge einer beeinträchtigten Urteilsfähigkeit und bei Vorliegen einer psychiatrischen Erkrankung könnte die Entscheidung der Erkrankten mitunter keine freie sein. Zu prüfen ist, ob die Entscheidung für einen FVNF wegen einer subjektiv unerträglichen und anhaltenden Leiderfahrung oder aufgrund von Appetitmangel oder anderen gastrointestinalen Beschwerden getroffen wird. Allenfalls wäre eine psychotherapeutische bzw. psychiatrische Behandlung einzuleiten (DGP, 2019, S. 6–7). Der FVNF ist eine eigene Handlungskategorie, die laut der Deutschen Gesellschaft für Palliativmedizin weder als Therapieverzicht noch als Suizid zu bewerten ist (DGP, 2019, S. 2–3). Ein Merkmal dafür, dass es sich nicht um eine Selbsttötung handelt, ist die Tatsache, dass die Sterbewilligen keine tödlich wirkenden Substanzen zu sich nehmen oder sich anderweitig Gewalt antun. Überdies tritt der Tod nicht abrupt ein und die Möglichkeit zur Wiederaufnahme von Nahrung und/oder Flüssigkeit bleibt bestehen. Weil Essen und Trinken keine medizinischen Behandlungen sind, kann auch nicht von einem „Therapieabbruch" gesprochen werden (DGP, 2019, S. 5). Durch den FVNF tritt je nach Geschwindigkeit und Radikalität des durchgeführten Verzichts innerhalb eines Zeitraumes von ein bis drei Wochen der Tod ein, wobei der Sterbeprozess als nicht leidvoll beschrieben wird (Ganzini et al., 2003, S. 360).

Pflegepersonen aus stationären Hospizen begleiteten schwerkranke Patient*innen, die sich noch nicht in der Terminphase befanden und durch einen bewussten Verzicht auf Nahrung und

Flüssigkeit ihr Leben aktiv beendeten. Rückblickend schätzten die Pflegenden auf einer Skala von 0 bis 9 (0 = der schrecklichste Tod, 9 = der friedvollste Tod) die Sterbeverläufe der Erkrankten ein, wobei der Median bei 8 lag. 85 % der Erkrankten starben innerhalb von 15 Tagen. Darüber hinaus berichteten 102 von 307 Pflegepersonen, dass sie einen FNVF seitens ihrer Patient*innen mindestens schon einmal erlebt hatten (Ganzini et al., 2003, S. 365).

Unabdingbar ist eine kontinuierliche und wiederholte reflektierte und achtsame Abstimmung des Patient(inn)enwunsches mit den Erkrankten und deren An- und Zugehörigen, ebenso innerhalb des betreuenden Teams (DGP, 2019, S. 2). Sind Teams außerhalb der spezialisierten Palliativversorgung mit dieser Entscheidung seitens ihrer Patient*innen konfrontiert, sollten Palliativexpert*innen in den Gesprächs- und Behandlungsprozess eingebunden werden (DGP, 2019, S. 7).

Palliative Sedierung

Eine palliative Sedierung ist der überwachte Einsatz von Medikamenten in der Absicht, das Bewusstsein zu reduzieren bzw. auszuschalten, um so die Belastung durch unerträgliches und durch keine anderen Mittel beherrschbares Leiden in einer für Patient*innen, Familien und Behandelnden ethisch akzeptablen Weise zu lindern (DGP, 2014, S. 8). Stößt die Palliativmedizin an ihre Grenzen und vermag sie für die Erkrankten keinen subjektiv erträglichen Zustand herbeizuführen, wäre die Einleitung einer Sedierung nach Ansicht von Bormann (2015, S. 206), insbesondere wegen ihrer geringeren Eingriffstiefe und Reversibilität, ethisch vorzugswürdig und zugleich eine Alternative zur Suizidassistenz.

Seit 1990 wird eine leidenschaftliche Diskussion über die ethische Rechtfertigung einer palliativen Sedierung geführt. Die pharmakologische Induktion und Aufrechterhaltung des Schlafzustandes ist dann vertretbar, wenn diese Maßnahme als nur noch einzig effektive Weise der Symptomkontrolle infrage kommt (Chater,

Viola, Paterson & Jarvis, 1998, S. 255–256) und den Erkrankten kein ungünstiges Nutzen-Schaden-Verhältnis erwächst (Cherny & Portenory, 1994, S. 38).

Eine palliative Sedierung kann auch temporär erfolgen. Die Phase des Sterbens wird dadurch nicht verkürzt, mitunter etwas verlängert. Borasio (2011, S. 79) sieht in der palliativen Sedierung als Ultima Ratio der Symptomlinderung eine wirksame Möglichkeit, um auch schwersten Leidenszuständen palliativmedizinisch wirksam zu begegnen.

Nach Weixler (2007, S. 576–577) kann diese Maßnahme in Extremfällen unerträglichen Leidens am Lebensende schwerkranker und sterbender Menschen Erleichterung verschaffen, jedoch besteht gleichermaßen Besorgnis darüber, ob mit der palliativen Sedierung nicht eine verdeckte Form einer vorzeitigen Lebensbeendigung praktiziert wird.

Aus Malanowskis (2011) Sicht ist daher differenziert zu reflektieren, in welcher Weise die Erkrankten Unterstützung bzw. Entlastung benötigen. Möglicherweise ist die Wahrnehmung des mit mehrdimensionalem Schmerz einhergehenden Abschieds- und Sterbeprozesses primär für die Betreuenden nicht (mehr) ertragbar oder die Angehörigen geraten angesichts des Schmerzausdrucks der Betroffenen in eine seelische Not. Er verweist auf eine gesellschaftliche Orientierung, in der Schmerzfreiheit als Ideal gilt bzw. allzu leichtfertig versprochen wird. Auch die palliative Sedierung wird zunehmend in Aussicht gestellt, sollte Schmerzfreiheit im bewussten Zustand nicht erreicht werden können. Wesentlicher Klärungspunkt ist, in wessen Interesse die palliative Sedierung erfolgen soll (Malanowski, 2011, S. 22).

Borasio mahnt weiter vor einem unreflektierten Einsatz der palliativen Sedierung: *„Ein Sterbender hat ruhig* (Anmerkung der Verfasserin: im Sinne von unauffällig) *zu sein"* (Borasio, 2014, S. 134), denn eine Ruhigstellung beruhigt auch Angehörige, die Ärzteschaft und Pflegende. Erwiesen ist, dass die Zeit, die Betreuende bei sedierten Patient*innen verbringen, im Vergleich zu nicht sedierten Erkrankten drastisch abnimmt (ebd., S. 134–135).

Eine palliative Sedierung vermag keine Sinnkrise zu lindern, jedoch kann dadurch das Leiden an einem Gefühl von Sinnlosigkeit unterdrückt werden, so Bormann (2015, S. 206).

Barnet und Taylor (2011, S. 25–26) hinterfragen, ob eine palliative Sedierung in ihrer Beschränkung auf eine überwiegend pharmakologische Behandlung den zutiefst hintergründigen menschlichen Bedürfnissen, wie etwa dem nach einer Auseinandersetzung mit Fragen nach dem Lebenssinn, gerecht werden kann. Sie beschreiben, wie zuvor auch Weixler (2007, S. 576–577), ein wachsendes Unbehagen darüber, dass sich die palliative Sedierung zu einer sanften Form der Euthanasie für jene Patient*innen entwickeln könnte, für die ärztlich assistierter Suizid nicht infrage kommt. Kompetente Begleitpersonen müssen nach Ansicht der Autoren neben den pharmakologischen Interventionen auch andere wesentliche Aspekte im Blickfeld behalten, etwa den Wert jeder Person, die Kontingenz und Zerbrechlichkeit menschlichen Lebens und die Akzeptanz der Realität von Grenzen. Ferner verweisen sie auf die zu erlernende Kunst des Lebens, des Leidens und des Sterbens.

Ärztliche Suizidbeihilfe

Unter „Suizidbeihilfe" wird die Beteiligung eines Dritten an der Selbsttötung eines Menschen verstanden. Sie umfasst verschiedene Arten der Mitwirkung, beispielsweise die Beschaffung und Vorbereitung einer tödlichen Substanz oder die Unterstützung einer/eines Suizidwilligen bei deren/dessen Reise in ein Land, in dem die Beihilfe zur Selbsttötung straffrei ist. In den Fokus der Suizidbeihilfe gerät somit alles, was den Willen von Sterbewilligen durch Suizid im Hinblick auf ihr Vorhaben bestärkt bzw. ihre Handlungsabsicht in sonstiger Weise fördert (Bundeskanzleramt Österreich Bioethikkommission, 2015, S. 27).

Die Mitwirkung am Suizid ist in Österreich, wie auch in den meisten europäischen Ländern, explizit verboten. Gemäß StGB (1974, § 78) liegt diese strafbare Handlung dann vor, wenn einer *„einen anderen dazu verleitet, sich selbst zu töten oder ihm dazu Hilfe leistet."* In Abgrenzung zur „Tötung auf Verlangen" (StGB, 1974, § 77) führt die/der Hilfeleistende das Geschehen nicht selbst durch. Demnach muss die/der Sterbewillige den Akt des Suizids selbst vollziehen, indem sie/er ein Getränk mit der tödlich wirkenden Substanz allein zum Mund führt und trinkt (DGP, 2014, S. 7), sich dieses über eine künstliche Magensonde selbst appliziert oder den Infusionshahn selbst öffnet.

Für und Wider

Befürwortende dieser Form der Sterbehilfe erachten es als ein Menschenrecht, selbst zu bestimmen, ob und wie wir es beenden wollen: *„Aber es gibt sie* (die Angst vor dem qualvollen Sterben), *[...], weil auch die beste Medizin an ihre Grenzen stößt. Das soll man nicht leugnen. Nicht jedem ist es gegeben, Schmerzen oder Atemnot zu ertragen"* (Popper, 2020, S. 6).

Gegner*innen befürchten, dass durch die Legalisierung dieser Form der Sterbehilfe andere und hinter dem Suizidwunsch stehende Bedürfnisse, etwa jenes nach ehrlicher menschlicher Zuwendung und sozialer Zugehörigkeit, nicht wahrgenommen werden und die Beihilfe zum Suizid nach und nach zu einer Routinehandlung ausufern könnte. Die vorliegenden Zahlen aus Oregon und der Schweiz, dort ist der assistierte Suizid unter strengen Vorgaben straffrei, sprechen gegen eine gesetzliche Verankerung der Suizidbeihilfe. Im US-Bundesstaat Oregon ist der assistierte Suizid von 1998 bis 2008 von 0,08 % auf 0,19 % aller Sterbefälle angestiegen und bis 2018 weiter auf 0,49 % (Benzenhöfer, 2009, S. 146). Im ersten Jahrzehnt verdoppelte sich also der Anteil der Sterbefälle. Im zweiten Jahrzehnt stieg er um den Faktor 2,5.

Ob diese Form der Sterbehilfe in Österreich straffrei bleibt, wird aktuell diskutiert.

Suizidbeihilfe in der Schweiz

In der Schweiz ist die Suizidbeihilfe straffrei, vorausgesetzt, dass sie nicht aus selbstsüchtigen Beweggründen, beispielsweise aus materieller Gier, Hass oder Rachsucht erfolgt (StGB Schweiz, 1989, Art. 115). In der Schweizer Eidgenossenschaft steigt die Inanspruchnahme eines assistierten Suizides. Die Quote lag 2007 bereits bei 0,41 % und liegt aktuell bei 1,51 %. 2018 überstieg die Zahl assistierter Suizide erstmals jene der herkömmlichen Suizide (Rosenberger, 2020, S. 5). Eine Konsequenz dieser Rechtslage war die Gründung von Sterbehilfeorganisationen, beispielsweise der 1982 gegründete Verein „Exit" (Exit Deutsche Schweiz, 2020, S. 7). Voraussetzungen für eine Freitodbegleitung bei Exit sind die Urteilsfähigkeit, die Wohlerwogenheit, der konstant bestehende Sterbewunsch, die autonome und unbeeinflusste Entscheidung einer sterbewilligen Person, ebenso die Einwilligung zur eigenhändigen Ausführung des Suizids. Die vorzulegenden Dokumente sind ein aktuelles Diagnoseschreiben von der behandelnden Ärztin/vom behandelnden Arzt, die Bestätigung über die Urteilsfähigkeit durch eine Ärztin/einen Arzt und das ärztlich ausgestellte Rezept für das Mittel Natrium-Pentobarbital®. Es bewirkt zunächst einen tiefen Schlaf, dann erfolgt ein Herz-Kreislauf-Stillstand (Exit Deutsche Schweiz, 2020, S. 18–19).

Situation in der Bundesrepublik Deutschland

Erst 2015 wurde die „geschäftsmäßige" Sterbehilfe in der Bundesrepublik unter Strafe gestellt und 2020 vom Bundesverfassungsgericht wieder aufgehoben, weil dadurch das Recht einer Person auf ein selbstbestimmtes Sterben verletzt wird. In Deutschland ist die Beihilfe zum Suizid also legal. Hingegen bleibt die aktive Sterbehilfe im ärztlichen Standesrecht per Strafe verboten, so auch in Österreich, denn *„Mord bleibt Mord"*, so Popper (2020, S. 5).

Gemäß deutschem Bundesverfassungsgesetz (2020, Art. 2, Abs. 1 i. V. m. Art. 1 Abs. 1 Grundgesetz) umfasst das allgemeine Persönlichkeitsrecht

1. a) als Ausdruck persönlicher Autonomie ein Recht auf selbstbestimmtes Sterben.

1. b) Das Recht auf selbstbestimmtes Sterben schließt die Freiheit ein, sich das Leben zu nehmen. Die Entscheidung des Einzelnen, seinem Leben entsprechend seinem Verständnis von Lebensqualität und Sinnhaftigkeit der eigenen Existenz ein Ende zu setzen, ist im Ausgangspunkt als Akt autonomer Selbstbestimmung von Staat und Gesellschaft zu respektieren.

1. c) Die Freiheit, sich das Leben zu nehmen, umfasst auch die Freiheit, hierfür bei Dritten Hilfe zu suchen und Hilfe, soweit sie angeboten wird, in Anspruch zu nehmen.

Das Verbot der geschäftsmäßigen Förderung der Selbsttötung würde die Möglichkeiten einer assistierten Selbsttötung in einem solchen Umfang verengen, dass der/dem Einzelnen *„kein Raum zur Wahrnehmung seiner verfassungsrechtlich geschützten Freiheit verbleibt"* (BVerfG, 2020, Abs. 5). Ferner darf niemand zur Leistung von Suizidhilfe verpflichtet werden (ebd., Abs. 6).

Tötung auf Verlangen

Im Unterschied zur Suizidbeihilfe führt bei einer „Tötung auf Verlangen" jene Person, die zu Tode kommen möchte, nicht selbst die Tötungshandlung aus. Ihr Leben endet durch Fremdtötung. Damit die Handlung nach dem österreichischen Rechtsverständnis als eine „Tötung auf Verlangen" qualifiziert wird, muss das Verlangen der sterbewilligen Person freiwillig, ernst gemeint und eindringlich sein (Bundeskanzleramt Österreich Bioethikkommission, 2015, S. 28). Gemäß StGB (1974, § 77) liegt dieser Straftatbestand innerhalb der Tötungsdelikte dann vor, wenn einer einen anderen auf dessen *„ernstliches und eindringliches*

Verlangen" tötet. Bei diesem Delikt ist mit einer Freiheitsstrafe von 6 Monaten bis zu 5 Jahren zu rechnen.

Erwachsenenschutzgesetz (2018)

Entmündigungsverordnung – Sachwalterschaft – Erwachsenenschutzgesetz

Für jene Personen, die ihre geschäftlichen und rechtlichen Angelegenheiten selbst nicht besorgen konnten, wurde 1984 das Sachwalterrecht eingeführt, das die damalige Entmündigungsordnung ablöste (Halmich, 2018, S. 3). Alternativen zur Sachwalterschaft wurden in Österreich jedoch kaum in Anspruch genommen, stattdessen stieg die Anzahl an besachwalteten Personen. Während 2003 in Österreich nur 30.000 Menschen besachwaltet wurden, waren es 2015 bereits doppelt so viele, was auf einen dringenden Änderungsbedarf verwies. Mit dem 2. Erwachsenenschutzgesetz (ErwSchG, 2018) kam es zu einer Neuregelung der Erwachsenenvertretung in Österreich. Das Gesetz ist vom Grundgedanken der UN-Behindertenkonvention geprägt, der für eine neue gesetzliche Regelung anlassgebend war. Die Grundannahme der Konvention lautet, dass jeder Mensch unterstützt werden soll, sodass er Entscheidungen mit weitreichenden Folgen selbst treffen kann (BMVRDJ, 2019, S. 8–9).

Zielsetzungen

Das zum 1. Juli 2018 in Österreich neu in Kraft getretene 2. Erwachsenenschutzgesetz zielt auf einen Paradigmenwechsel zum Wohle der Betroffenen ab. Gemäß UN-Behindertenkonvention soll die Stellvertretung bei psychischer Krankheit oder einer vergleichbaren Beeinträchtigung nur noch als letztes Mittel zum Einsatz kommen. Prioritär ist stattdessen eine unterstützte Entscheidungsfindung anzustreben (BMVRDJ, 2019, S. 1). Stand bislang die Gewährleistung eines verlässlichen Geschäftsverkehrs im Vordergrund, bilden künftig verstärkt die individuellen Interessen der unterstützungsbedürftigen Personen, deren Autonomie und Selbstbestimmung die zentralen Anliegen dieses Gesetzes.

Der Wille einer Person soll entweder direkt, vorsorglich oder indirekt durch eine Form der Stellvertretung zur Geltung kommen. Hierfür sind abgestuft Formen der Vertretung vorgesehen, je nachdem, in welchem Ausmaß ein Mensch Unterstützung benötigt.

Formen der Erwachsenenvertretung

Die Unterstützung besteht primär darin, der betroffenen Person zu erklären, worum es bei einer anstehenden Entscheidung geht, um sie folgend in ihrer Entscheidungsfindung zu unterstützen. Ist sie selbst dazu imstande, eine Entscheidung zu treffen, bedarf es keiner Stellvertretung (BMVRDJ, 2019, S. 3). Das Erwachsenenschutzgesetz beruht auf vier Säulen: der Vorsorgevollmacht, der selbstgewählten, der gesetzlichen und der vom Gericht bestellten Erwachsenenvertretung (BMVRDJ, 2019, S. 7). Aus „Sachwalter*innen" wurden „Erwachsenenvertreter*innen" (ebd., S. 19). Die Errichtung einer Vorsorgevollmacht, einer selbstgewählten, gesetzlichen oder gerichtlichen Erwachsenenvertretung erfolgt vor einer Notarin/einem Notar, einer Rechtsanwältin/einem Rechtsanwalt oder vor einem Erwachsenenschutzverein.

Vorsorgevollmacht

Vollmacht für den Vorsorgefall

Mit einer Vorsorgevollmacht kann eine entscheidungsfähige Person festhalten, wer im Falle des Verlustes ihrer Entscheidungsunfähigkeit für sie als Bevollmächtigte/Bevollmächtigter auftreten darf (ErwSchG, 2018, § 260).

Vertretungsbereich

Eine Vorsorgevollmacht kann nur für bestimmte Angelegenheiten erstellt werden, etwa für den (Ver-)Kauf von Immobilien, für medizinische Behandlungen (ErwSchG, 2018, § 261), für generelle Anliegen wie Einkäufe und Verwaltung von Vermögen, für Geschäfte zur Deckung des Pflege- und Betreuungsbedarfs (BMVRDJ, 2019, S. 28). Der Wirkungsbereich ist demnach eingeschränkt.

Dokumentation der Belehrung über die Rechtsfolgen der Vorsorgevollmacht in der Vollmachtsurkunde

Neu seit dem 1. Juli 2018 ist, dass die Vorsorgevollmacht nicht mehr anhand von Vorlagen selbst verfasst werden kann, sondern bei einer Notarin/einem Notar, einer Rechtsanwältin/einem Rechtsanwalt oder einem Erwachsenenschutzverein erstellt werden muss. Diese Organe müssen die Vornahme der Belehrung über Rechtsfolgen der Vorsorgevollmacht in der Vollmachtsurkunde dokumentieren (ErwSchG, 2018, § 262, Abs. 2). Die Bevollmächtigung einer Person erfordert wie auch das Verfassen einer Patientenverfügung eine uneingeschränkte Entscheidungsfähigkeit.

Registrierung

Die Vorsorgevollmacht wird erst nach der Eintragung des Eintritts des Vorsorgefalls durch eine Notarin/einen Notar, einer Rechtsanwältin/einem Rechtsanwalt oder einem Erwachsenenschutzverein im Österreichischen Zentralen Vertretungsverzeichnis (ÖZVV) wirksam und ist erst dann zeitlich unbefristet gültig (ErwSchG, 2018, § 263, Abs. 1). Der Verlust der Entscheidungsfähigkeit ist zu bescheinigen, wofür es der Vorlage eines ärztlichen Zeugnisses bedarf (BMVRDJ, 2019, S. 29).

Bestehen begründete Zweifel am Vorliegen der Entscheidungsfähigkeit des Vollmachtgebers zum Zeitpunkt der Errichtung der Vorsorgevollmacht, beim Eintritt des Vorsorgefalls oder an der Eignung des Bevollmächtigten, so ist die Errichtung der Vorsorgevollmacht bzw. die Eintragung des Vorsorgefalls in das ÖZVV abzulehnen. Liegen begründete Anhaltspunkte für eine Gefährdung des Wohles der volljährigen Person vor, muss unverzüglich das Pflegschaftsgericht verständigt werden (ErwSchG, 2018, § 263, Abs. 2).

Wirksamkeit und Unwirksamkeit

Erlangt eine volljährige Person ihre Entscheidungsfähigkeit wieder, so ist dies auf ihr Verlangen oder jenes ihrer Vertreterin/ihres Vertreters im ÖZVV als „Wegfall des Vorsorgefalls" einzutragen (ErwSchG, 2018, § 263, Abs. 3). Ihre Unwirksamkeit tritt dann in Kraft, wenn das Gericht die Vorsorgevollmacht aufhebt, beispielsweise wegen einer Vertretung, die nicht dem Wohl der vertretenen Person dient, wenn die Eintragung im ÖZVV widerrufen bzw. gekündigt wird oder wenn die Patientin/der Patient verstirbt (BMVRDJ, 2019, S. 29).

Kosten

Die Kosten für die Eintragung der Vorsorgevollmacht und die Registrierung des Eintritts des Vorsorgefalls sind je nach Einrichtungsstelle unterschiedlich. Bei den Erwachsenenschutzvereinen belaufen sich die Kosten auf 75 Euro. Bei einem Hausbesuch werden zusätzlich 25 Euro verrechnet. Die Registrierung kostet 10 Euro. Notarinnen und Notare sowie Rechtsanwältinnen und Rechtsanwälte haben individuelle Preise (BMVRDJ, 2019, S. 29).

Gewählte Erwachsenenvertretung

Voraussetzungen

Die selbstgewählte Erwachsenenvertretung stellt eine neue und auf unbestimmte Zeit gültige Alternative dar. Für eine volljährige Person kommt diese Form der Erwachsenenvertretung durch eine Vertrauensperson dann zum Einsatz, wenn eine „geminderte Entscheidungsfähigkeit" vorliegt und sie wegen einer psychischen Krankheit oder einer vergleichbaren Beeinträchtigung ihre Angelegenheiten nicht mehr selbst besorgen kann.

Erwachsenenvertretende – infrage kommende Personen

Die zu vertretene Person wählt einen oder mehrere Vertreter*innen, das sind Personen, zu denen ein Vertrauensverhältnis besteht. Werden mehrere Erwachsenenvertreter*innen bestellt, dürfen sich ihre Wirkungsbereiche nicht überschneiden (BMVRDJ, 2019, S. 31–32). Erforderlich ist ein in den Grundzügen vorhandenes Verständnis über die Bedeutung und Folgen einer Bevollmächtigung (ErwSchG, 2018, § 264).

Vertretungsbereich

Die volljährige Person und ihre gewählte Erwachsenenvertreterin/ihr gewählter Erwachsenenvertreter haben im Einvernehmen eine Vereinbarung zu schließen und dabei die Vertretungsbefugnisse konkret festzulegen (ErwSchG, 2018, § 265, Abs. 1, 2). Dies können beispielhaft der (Ver-)Kauf von Liegenschaften oder die Verwaltung von Vermögen wie Sparguthaben oder Wertpapierfonds oder Geschäfte zur Deckung des Pflege- und Betreuungsbedarfs sein (BMVRDJ, 2019, S. 32). Die Übertragung der Angelegenheiten umfasst, soweit nichts anderes vereinbart wurde, immer auch die Vertretung vor Gericht. In allen Fällen kann die Vertretungsbefugnis aber auch auf die Ausübung von Einsichts- und Auskunftsrechten beschränkt werden (ErwSchG, 2018, § 265, Abs. 4).

Registrierung, Wirksamkeit und Unwirksamkeit

Die Vertretungsbefugnis der gewählten Erwachsenenvertretung tritt mit Eintragung in das ÖZVV sofort in Kraft und kann jederzeit widerrufen werden (ErwSchG, 2018, § 264). Die Unwirksamkeit tritt dann in Kraft, wenn das Gericht die selbstgewählte Erwachsenenvertretung aufhebt, wenn die Eintragung im ÖZVV widerrufen bzw. gekündigt wird oder wenn die Patientin/der Patient verstirbt (BMVRDJ, 2019, S. 32).

Kosten

Die Kosten für die Errichtung der gewählten Erwachsenenvertretung sind je nach Einrichtungsstelle unterschiedlich. Bei den Erwachsenenschutzvereinen belaufen sich die Kosten auf 60 Euro. Bei einem Hausbesuch werden zusätzlich 25 Euro verrechnet. Die Regisitrierung kostet 10 Euro. Notarinnen und Notare sowie Rechtsanwältinnen und Rechtsanwälte haben individuelle Preis (BMVRDJ, 2019, S. 33).

Gesetzliche Erwachsenenvertretung

Voraussetzungen

Die gesetzliche Erwachsenenvertretung dient dem Schutz einer Person und bedarf nicht des Zutuns der zu vertretenden Person, da diese beispielsweise aufgrund einer psychischen Erkrankung der Gefahr eines Nachteils für sie selbst unterliegen würde und wenn die Voraussetzungen für die Errichtung einer Vorsorgevollmacht oder einer gewählten Erwachsenenvertretung nicht gegeben sind, also wenn die Person selbst keine Vertreterin/keinen Vertreter wählen kann oder will.

Erwachsenenvertretende – infrage kommende Personen

Bei der gesetzlichen Erwachsenenvertretung, bis 1. Juli 2018 wurde diese Form als „Vertretung durch nächste Angehörige"[19] bezeichnet, erfolgt die Vertretung durch nächste Angehörige. Das sind Eltern, Großeltern, volljährige Kinder und Enkelkinder, Geschwister, Nichten und Neffen der volljährigen Person, ihr Ehegatte oder eingetragener Partner und ihr Lebensgefährte, wenn dieser mit ihr seit mindestens drei Jahren im gemeinsamen

---

[19] Vertretungsbefugnisse nächster Angehöriger, die vor dem 1. Juli 2018 registriert wurden, bleiben grundsätzlich bestehen und enden spätestens mit Ablauf des 30. Juli 2021. Für sie ist die frühere Rechtslage gemäß §§ 284b-e ABGB (Allgemeines bürgerliches Gesetzbuch Österreich) gültig.

Haushalt lebt, sowie die von der volljährigen Person in einer Erwachsenenvertreter-Verfügung bezeichnete Person (ErwSchG, 2018, § 268, Abs. 1, 2). Es können auch mehrere Vertretende in das ÖZVV eingetragen werden, jedoch dürfen sich ihre Wirkungsbereiche nicht überschneiden.

Vertretungsbereich

Vertretungsbefugnisse können sich beispielsweise auf folgende Bereiche beziehen: Vertretung in (verwaltungs)gerichtlichen Verfahren, Verwaltung von Einkünften, Vermögen und Verbindlichkeiten, Rechtsgeschäfte zur Deckung des Pflege- und Betreuungsbedarfs, Entscheidung über medizinische Behandlungen und Abschluss von damit im Zusammenhang stehenden Verträgen (ErwSchG, 2018, § 269, Abs. 1), ebenso für Änderungen des Wohnortes, etwa die Übersiedelung in ein Alten- und Pflegeheim, Abschluss von Heimverträgen (BMVRDJ, 2019, S. 36).

Registrierung, Wirksamkeit und Unwirksamkeit

Die gesetzliche Erwachsenenvertretung ist von einer Notarin/einem Notar, einer Rechtsanwältin/einem Rechtsanwalt oder einem Erwachsenenschutzverein im ÖZVV einzutragen (ErwSchG, 2018, § 270, Abs. 1).

Bestehen begründete Zweifel am Vorliegen der Voraussetzungen der gesetzlichen Erwachsenenvertretung oder an der Eignung der Erwachsenenvertreterin/des Erwachsenenvertreters, so ist die Eintragung in das ÖZVV abzulehnen. Liegen begründete Anhaltspunkte für eine Gefährdung des Wohles der volljährigen Person vor, muss unverzüglich das Pflegschaftsgericht verständigt werden (ErwSchG, 2018, § 270, Abs. 2, 3).

Die Unwirksamkeit tritt dann in Kraft, wenn das Gericht die gesetzliche Erwachsenenvertretung aufhebt, wenn die Eintragung im ÖZVV widerrufen bzw. gekündigt wird, wenn eine Frist von drei Jahren abgelaufen ist oder wenn die Patientin/der Patient verstirbt (BMVRDJ, 2019, S. 37).

Im Falle von unlösbaren Familienkonflikten ist von der gesetzlichen Erwachsenenvertretung abzuraten. Stattdessen sollte die gerichtliche Erwachsenenvertretung zum Tragen kommen (BMVRDJ, 2019, S. 35).

Kosten

Die Kosten für die Eintragung der gesetzlichen Erwachsenenvertretung sind je nach Einrichtungsstelle unterschiedlich. Bei den Erwachsenenschutzvereinen belaufen sich die Kosten auf 50 Euro. Bei einem Hausbesuch werden zusätzlich 25 Euro verrechnet. Die Registrierung kostet 10 Euro. Notarinnen und Notare sowie Rechtsanwältinnen und Rechtsanwälte haben individuelle Preis (BMVRDJ, 2019, S. 37). Erwachsenenschutzvereine berechnen dann keine Kostenbeiträge, wenn dadurch die Befriedigung der Lebensbedürfnisse der vertretenen Person gefährdet ist (BMVRDJ, 2019, S. 38).

Gerichtliche Erwachsenenvertretung

Die bisherige Sachwalterschaft wurde in die gerichtliche Erwachsenenvertretung, „vierte Stufe des Erwachsenenschutzgesetzes", umgewandelt und soll nur noch als Ultima Ratio zur Anwendung kommen. Die Entscheidung über alle Vertretungsangelegenheiten liegt beim Gericht.

Voraussetzungen

Wenn eine Person bestimmte Angelegenheiten aufgrund einer psychischen Krankheit oder einer vergleichbaren Beeinträchtigung ihrer Entscheidungsfähigkeit nicht mehr ohne die Gefahr eines Nachteils für sich selbst besorgen kann, sie dafür keine Vertreterin/keinen Vertreter hat, keine/n wählen kann oder will und eine gesetzliche Erwachsenenvertretung nicht infrage kommt, ist eine gerichtliche Erwachsenenvertreterin/ein Erwachsenenvertreter zu bestellen (ErwSchG, 2018, § 271). Die Frage, ob und in welchem Umfang eine Person eine gerichtliche Erwachsenenvertretung benötigt, wird gerichtlich und im Zuge eines Clearings durch einen Erwachsenenschutzverein geklärt. Dieses muss vor der Bestellung der gerichtlichen Erwachsenenvertreterin/des gerichtlichen Erwachsenenvertreters durchgeführt werden. Bei diesem Abklärungsgespräch muss mit der zu vertretenen Person und bestenfalls mit Personen in ihrem Umfeld gesprochen werden. Auf Basis eines Berichtes über die Lebenslage der Person erfolgen die weiteren gerichtlichen Schritte. Das Gericht kann beispielsweise ein ärztliches oder sonder- und heilpädagogisches Gutachten in Auftrag geben, um die Beeinträchtigung der Entscheidungsfähigkeit durch Fachpersonen sicherzustellen. Diese Vertretungsform setzt voraus, dass die zu vertretene Person über keine geminderte Entscheidungsfähigkeit mehr verfügt, die Person keine Vertreterin/keinen Vertreter will, wenn keine geeignete Vertreterin/kein geeigneter Vertreter vorhanden ist, wenn die bestehende Vertretung nicht ausreicht, weil zum Beispiel die zu regelnden rechtlichen Angelegenheiten sehr komplex sind, und wenn die bestehende Vertretung nicht zum Wohl der Person agiert. Ebenso muss die Voraussetzung vorliegen, dass die Person etwa aufgrund einer psychischen Erkrankung der Gefahr eines Nachteils für sie selbst ausgesetzt ist (BMVRDJ, 2019, S. 40–43, 50).

Erwachsenenvertretende – infrage kommende Personen und Instanzen

Allem voran sollen auch bei dieser Form der Erwachsenenvertretung selbstgewählte Personen zum Zuge kommen. Sind solche nicht verfügbar, können auch Erwachsenenschutzvereine als gerichtliche Vertreter bestellt werden. Ist auch das nicht möglich, wird eine Rechtsanwältin/ein Rechtsanwalt, eine Notarin/ein Notar oder eine andere geeignete Person bestellt (BMVRDJ, 2019, S. 40–41).

Wirkungsbereich

Gerichtliche Erwachsenenvertreter*innen dürfen nur für einzelne Angelegenheiten bestellt werden. Nach Erledigung der übertragenen Angelegenheit ist die gerichtliche Erwachsenenvertretung einzuschränken oder zu beenden (ErwSchG, 2018, § 272, Abs. 1, 2).

Wirksamkeit und Unwirksamkeit

Die Wirksamkeit der gerichtlichen Erwachsenenvertretung tritt mit dem gerichtlichen Bestellungsbeschluss in Kraft und endet durch eine gerichtliche Entscheidung, nach Ablauf von 3 Jahren oder mit dem Tod der vertretenen Person oder der Vertretungsperson. Ein halbes Jahr vor Ablauf der gültigen Zeitfrist wird die Vertretungsperson über die Möglichkeit eines Erneuerungsverfahrens zwecks Fortdauer einer lückenlosen Vertretung informiert (BMVRDJ, 2019, S. 46).

Kosten

Das Gerichtsverfahren ist kostenlos. Das Honorar für ein Sachverständigengutachten ist von der zu vertretenen Person zu bezahlen. Es beträgt zwischen 400 und 700 Euro. Kann dieser Betrag nicht bezahlt werden, übernimmt der Staat die Kosten (BMVRDJ, 2019, S. 46).

Österreichisches Zentrales Vertretungsverzeichnis

Im ÖZVV, ein von der Notariatskammer geführtes zentrales und elektronisches Register, erfolgt die Eintragung sämtlicher Vertretungsformen (ErwSchVG, 1990, § 1). Eintragende Instanzen sind die Anwaltschaft, ein Notariat und ein Erwachsenenschutzverein. Neben diesen haben auch das Gericht, die Sozialhilfe- und Sozialversicherungsträger, die zu vertretenen Personen und ihre Vertreter*innen Einsicht in das ÖZVV. Alle anderen Stellen bzw. Personen können bei Gericht Auskunft darüber einholen, ob und in welchen Angelegenheiten eine Person eine Form der Erwachsenenvertretung errichtet hat. Das Auskunftsverlangen ist schriftlich samt Nachweis über das rechtliche Interesse zu stellen (BMVRDJ, 2019, S. 54). Die im Rahmen einer ÖZVV-Registrierung erfassten Einträge können nach dem Abschluss einer Registrierung nicht mehr geändert werden (Österreichische Notariatskammer, 2018, S. 1).

Formen der Willenserklärung

Das Patientenverfügungsgesetz

Was das österreichische Patientenverfügungsgesetz regelt

In Österreich trat zum 1. Juni 2006 das Patientenverfügungsgesetz (PatVG), die entsprechende Gesetzesnovelle am 16. Januar 2019 in Kraft. Mittels einer Patientenverfügung kann die entscheidungsfähige Patientin/der Patient gemäß PatVG (2006, § 2) eine in der Zukunft liegende medizinische Behandlung ablehnen. *„Medizinische Behandlungen"* umfassen diagnostische, prophylaktische und therapeutische Interventionen. Pflegerische Maßnahmen zählen ebenso wenig dazu wie die händisch zu verabreichende Grundversorgung mit Nahrung und Flüssigkeit. Anders ist dies bei der parenteralen Ernährungs- und Flüssigkeitsgabe über Sonden. Diese sind medizinische Maßnahmen und somit ablehnbar.

Wer als „Patient*in" gilt

Eine Patientin/ein Patient ist gemäß Bundesgesetz jene Person, die eine Patientenverfügung errichtet, gleichgültig, ob sie beim Zeitpunkt der Errichtung erkrankt ist oder nicht (PatVG, 2006, § 2, Abs. 2).

Die Funktion von Patientenverfügungen in Notfallsituationen

Die Notfallversorgung bleibt von einer Willenserklärung dann unberührt, wenn der mit der Suche nach einer Patientenverfügung verbundene Zeitaufwand das Leben oder die Gesundheit einer Patientin/eines Patienten ernstlich gefährdet (PatVG, 2006, § 12).

Wann eine Patientenverfügung in Kraft tritt

Eine Patientenverfügung tritt dann in Kraft, wenn die/der Betroffene selbst nicht mehr entscheidungs- und äußerungsfähig ist bzw. trotz Unterstützung in der Entscheidungsfindung nicht mehr als entscheidungsfähig angesehen werden kann. Bei nicht entscheidungsfähigen Personen erteilen die Vorsorgebevollmächtigten oder die Erwachsenenvertreter*innen die Zustimmung zur Durchführung einer Behandlung. Sie müssen sich dabei am Willen der Erkrankten orientieren und sich um die Erfassung des mutmaßlichen Willens bemühen, wenn der Wille durch Befragung der Patient*innen nicht (mehr) feststellbar ist (Halmich, 2018, S. 51–52).

Wodurch eine Patientenverfügung unwirksam wird

Die Unwirksamkeit einer Patientenverfügung ist gegeben, wenn sie nicht frei und ernstlich erklärt oder durch Irrtum, List, Täuschung oder durch physischen oder psychischen Zwang veranlasst wurde, ihr Inhalt strafrechtlich nicht zulässig ist oder der Stand der medizinischen Wissenschaft sich im Hinblick auf den Inhalt der Patientenverfügung seit ihrer Errichtung wesentlich geändert hat. Wird sie durch die Patientin/den Patienten selbst widerrufen oder gibt die Patientin/der Patient zu erkennen, dass die Verfügung nicht mehr wirksam sein soll, verliert sie ebenso ihre Wirksamkeit (PatVG-Novelle, 2019, § 10, Abs. 1, 2).

Verbindliche Patientenverfügung

Laut der Novelle des Patientenverfügungsgesetzes (2019) gibt es zwei Arten von Patientenverfügungen: die *„verbindliche Verfügung"* (§§ 4–7) und *„andere Verfügungen"* (§§ 8–9).

Voraussetzungen für die Errichtung einer „verbindlichen Patientenverfügung"

In einer verbindlichen Patientenverfügung müssen gemäß PatVG (2006, § 4) die abgelehnten medizinischen Behandlungen konkret angeführt sein oder eindeutig aus dem Gesamtzusammenhang der Verfügung hervorgehen. Allzu allgemeine Formulierungen, etwa die Ablehnung eines „unwürdigen Daseins" oder einer „künstlichen Lebensverlängerung", ebenso der Wunsch nach Unterlassung einer „risikoreichen Operation" oder nach einem „natürlichen Sterben", scheiden demnach als Direktiven aus (Halmich, 2018, S. 55).

Voraussetzung für die Errichtung einer verbindlichen Verfügung ist die Prüfung der Einsichts- und Urteilsfähigkeit sowie eine umfassende Aufklärung über die Folgen von Ablehnungen durch die Ärztin/den Arzt (PatVG, 2006, § 5). Ein Aufklärungsverzicht seitens der Ärztin/des Arztes ist nicht zulässig.

Nur jener Ärzteschaft, die nach dem Ärztegesetz zur selbstständigen Ausübung des ärztlichen Berufes befugt ist, das sind Allgemeinmediziner*innen, approbierte Ärztinnen/Ärzte und Fachärztinnen/-ärzte, ist die Aufklärung erlaubt. Turnusärztinnen/-ärzte dürfen im Zuge der unselbstständigen Ausübung ihrer Tätigkeit die Aufklärung nicht allein durchführen (Halmich, 2018, S. 57).

Die Verbindlichkeit ist durch die schriftliche Verfassung der Verfügung in Anwesenheit einer Rechtsanwältin/eines Rechtsanwaltes, einer Notarin/eines Notars oder einer rechtskundigen Vertreterin/eines Vertreters der Patientenvertretung, ebenso durch die Angabe des Datums, gegeben.

Neu gemäß PatVG-Novelle (2019) ist, dass eine verbindliche Verfügung auch bei einem Erwachsenenschutzverein erstellt werden kann. Diese rechtskundigen Personen müssen unter Angabe des eigenen Namens und der eigenen Anschrift die Vornahme der Belehrung über die Folgen der Patientenverfügung sowie über die Möglichkeit des jederzeitigen Widerrufs eigenhändig mittels Unterschrift bekunden (PatVG, 2006, § 6, Abs. 1, 2).

Befugnisse, die Vorsorgebevollmächtigte und Erwachsenenvertreter*innen bei Vorliegen einer verbindlichen Patientenverfügung bei einer nicht mehr entscheidungsfähigen Person haben

Gemäß ABGB (1811, § 253, Abs. 1) bedarf eine medizinische Behandlung an einer nicht entscheidungsfähigen Person der Zustimmung der/des Vorsorgebevollmächtigten oder der Erwachsenenvertreterin/des Erwachsenenvertreters, sofern deren/dessen Wirkungsbereich diese Angelegenheit miteinschließt und sie/er sich vom Willen der nicht entscheidungsfähigen Person leiten lässt. Hat jedoch *„eine Person eine medizinische Behandlung per verbindlicher Patientenverfügung abgelehnt [...], so muss die Behandlung ohne Befassung eines Vertreters unterbleiben"* (ABGB, BGBl I Nr. 16/2020, § 253, Abs. 1). Kann auch kein mutmaßlicher Wille erfasst werden, ist davon auszugehen, dass die/der Betroffene den Willen hat, weiterzuleben, *„in dubio pro vita"*, was dem ärztlichen Heilauftrag entspricht (Bundeskanzleramt Österreich Bioethikkommission, 2011, S. 7–8).

Befugnisse, die Angehörige bei Vorliegen einer verbindlichen Patientenverfügung einer nicht mehr entscheidungsfähigen Person haben

Nahe Angehörige besitzen gemäß der österreichischen Rechtslage keine rechtliche Stellvertretungsbefugnis. Ihre Vertretungsbefugnis beschränkt sich auf die Erledigung von Rechtsgeschäften zur Deckung des Pflegebedarfs und die Geltendmachung von z. B. sozialversicherungsrechtlichen Ansprüchen. Zur Zustimmung oder Ablehnung einer schwerwiegenden Heilbehandlung, etwa der Legung einer PEG-Sonde, sind Angehörige nicht befugt (Grosse & Grosse, 2014, S. 6–7).

Gültigkeit einer verbindlichen Patientenverfügung

Die Gültigkeit der verbindlichen Patientenverfügung wurde mit der Novelle des Patientenverfügungsgesetzes vom 16. Januar 2019 von 5 auf 8 Jahre verlängert, es sei denn, eine Patientin/ein Patient bestimmt eine kürzere Frist. Nach Einhaltung der Formerfordernisse gemäß PatVG (2006, § 6, Abs. 1, 2) kann sie nach entsprechender ärztlicher Aufklärung erneuert werden. Eine nochmalige juristische Belehrung ist nicht mehr erforderlich. Mit dem Erneuerungserfordernis soll sichergestellt werden, dass sich die Patient*innen zu bestimmten Zeiten mit ihrer Willenserfassung auseinandersetzen (Halmich, 2018, S. 59). Verliert eine Person innerhalb der 8 Jahre, in denen die Verfügung gültig ist, beispielsweise aufgrund einer Demenzerkrankung die Einsichts-, Urteils- oder Äußerungsfähigkeit, bleibt die Verbindlichkeit der Verfügung bestehen. Dies ist eine jener Situationen, auf die diese Form der Verfügung definitionsgemäß abzielt (ebd., S. 60). Grundsätzlich, so Halmich (2018, S. 67), ist nur das Original oder die notariell beglaubigte Kopie einer verbindlichen Patientenverfügung gültig. Eine Kopie derselben kann höchstens für beachtlich gewertet werden, da zwischenzeitlich eine Veränderung oder eine Widerrufung hätte stattfinden können.

Andere Patientenverfügung

Kriterien zur Errichtung einer „anderen Patientenverfügung"

Eine Patientenverfügung, die nicht alle Voraussetzungen gemäß Patientenverfügungsgesetz (2006, §§ 4–7) erfüllt, ist dennoch der Ermittlung des Patientenwillens zugrunde zu legen (PatVG-Novelle, 2019, § 8).

Eine Patientenverfügung ist bei der Ermittlung des Patientenwillens umso mehr zu berücksichtigen, je eher sie die Voraussetzungen einer verbindlichen Patientenverfügung erfüllt, weshalb sie auch eine Orientierungshilfe für die Ermittlung des mutmaßlichen Willens bedeutet. Dabei ist insbesondere zu berücksichtigen, inwieweit die Patientin/der Patient die Krankheitssituation, auf die sich die Patientenverfügung bezieht, sowie deren Folgen im Errichtungszeitpunkt einschätzen konnte, wie konkret die medizinischen Behandlungen, die Gegenstand der Ablehnung sind, beschrieben sind, wie umfassend eine der Errichtung vorangegangene ärztliche Aufklärung war, inwieweit die Verfügung von den Formvorschriften für eine verbindliche Patientenverfügung abweicht, wie lange die letzte Erneuerung zurückliegt und wie häufig die Patientenverfügung aktualisiert wurde (PatVG-Novelle, 2019, § 8).

Was den inhaltlichen Gehalt einer anderen Patientenverfügung erhöht

Patientenverfügungen sind laut Klie (2008, S. 44) in den seltensten Fällen präzise genug formuliert, um eine Situation aus der Zukunft vorwegnehmen zu können. In Bezug auf konkrete Behandlungssituationen, verbunden mit einer umfassenden Aufklärung, dem Aufzeigen von Alternativen und dem Hinweis auf die Folgen der Unterlassung einer Behandlung, sind sie am ehesten gehaltvoll und können im Bedarfsfall auch berücksichtigt werden.

Beachtenswert hinsichtlich der Berücksichtigungswürdigkeit dieser Form der Willenserklärung ist demnach die Konkretheit der schriftlichen Ausführungen der Patient*innen, z. B. in Bezug auf die Behandlung, die ärztliche Aufklärung, das Datum der Errichtung und das Intervall der Aktualisierung (Halmich, 2018, S. 54; PatVG, 2006, §§ 8, 9;).

Mutmaßliche Willenserfassung

Definition „mutmaßliche Willenserfassung"

Liegt keine antizipierte Willensäußerung in Form einer verbindlichen Patientenverfügung vor und wurden auch keine Vorsorgebevollmächtigten benannt, könnte bei fraglicher Zuverlässigkeit eines Behandlungsabbruchs auch der mutmaßliche Patient(inn)enwille wirksam werden. Doch sind Mutmaßungen über den Willen von Patient*innen naturgemäß unsicher. Nur dann, wenn sich der mutmaßliche Wille eindeutig substantiiert, d. h., wenn sich aus einer nicht verbindlichen Patientenverfügung oder aus Äußerungen gegenüber Pflegepersonen oder der Ärzteschaft Anhaltspunkte für eine Therapiezielfindung eruieren lassen, ist der Wille zu respektieren. Rechtlich ist es jedoch nicht zulässig, eine medizinisch weiterhin für indiziert eingeschätzte Behandlung einer einwilligungsunfähigen Patientin/eines Patienten ohne Vorliegen einer nicht verbindlichen Patientenverfügung und ohne Benennung bzw. Bestellung von Vorsorgebevollmächtigten oder Erwachsenenvertretenden, also lediglich im Einvernehmen mit den nahen Angehörigen der Patient*innen, abzubrechen (Grosse & Grosse, 2014, S. 6).

Das behördliche Vorgehen bei vermuteter Fehlbeurteilung eines mutmaßlichen Willens von Fachkräften in Bezug auf die Einleitung bzw. Unterlassung lebenserhaltender Maßnahmen

Steht die Fehlbeurteilung einer mutmaßlichen Willenserfassung, beispielsweise in Bezug auf eine nicht (mehr) indizierte lebenserhaltende Maßnahme, im Raum, besteht die Möglichkeit einer nachprüfenden Kontrolle des medizinischen Personals durch die Strafverfolgungsbehörde. Auch dann, wenn Personal gemäß den medizinethischen Leitlinien mutmaßliche Willensentscheidungen trifft, haben diese keinerlei Bindungswirkung für die Strafverfolgungsbehörde (Bundeskanzleramt Österreich Bioethikkommission, 2015, S. 15–16).

Dokumentation des Vorliegens einer Patientenverfügung

a) *in der Krankengeschichte*

Die aufklärende und behandelnde Ärztin/der Arzt muss die Patientenverfügung in die Krankengeschichte oder wenn sie außerhalb einer Krankenanstalt errichtet wurde in die ärztliche Dokumentation aufnehmen. Ferner müssen Mediziner*innen in der Krankengeschichte dokumentieren, wenn Patient*innen nicht über die zur Errichtung einer Patientenverfügung erforderliche Entscheidungsfähigkeit verfügen (PatVG-Novelle, 2019, § 14).

b) *in der elektronischen Gesundheitsakte*

Patient*innen können eine Patientenverfügung an die Ombudsstelle für die „Elektronische Gesundheitsakte" (ELGA) übermitteln. Sofern eine Patientin/ein Patient ELGA-Teilnehmer*in ist, wird die Patientenverfügung dort gespeichert (PatVG, 2006, § 14 a).

DER VORSORGEDIALOG® IM GERIATRISCHEN LANGZEITPFLEGEBEREICH

Begriffserklärung Vorsorgedialog®

In den österreichischen Bundesländern besteht die Möglichkeit, den seit dem 21. Februar 2017 markenrechtlich geschützten Vorsorgedialog® (VSD®) in den geriatrischen Langzeitpflegeeinrichtungen zu implementieren. Dieser wurde unter der Leitung von Hospiz Österreich, dem Beirat Hospiz und Palliative Care in der Grundversorgung (HPC) und von Expert*innen gezielt für den geriatrischen Langzeitpflegebereich entwickelt. Der VSD® ist ein strukturiertes, in definierten Zeitabständen wiederholt geführtes Gespräch mit dem Ziel der dokumentierten Willensbildung und -erklärung der Heimbewohnenden und wird auf deren Wunsch durchgeführt. Gesprächsteilnehmende sind die Bewohnerin/der Bewohner, das betreuende und hierfür eigens geschulte Pflegepersonal, die Ärztin/der Arzt, Angehörige, Vertrauenspersonen und/oder gesetzliche Vertreter*innen der Bewohnenden. Sofern eine Heimbewohnerin/ein Heimbewohner zum Gesprächszeitpunkt urteilsfähig ist, entspricht der VSD® einer beachtlichen Patientenverfügung (Hospiz Österreich, 2018). Der VSD® ist im 2. Erwachsenenschutzgesetz (2017, § 239, Abs. 2) verankert.

Die Wurzeln des VSD® liegen im Advance Care Planning (ACP), zu Deutsch „gesundheitliche Vorausplanung" (Coors, Jox & in der Schmitten, 2015, S. 21). In Oberösterreich wird die Implementierung des VSD® in Alten- und Pflegeheimen in Kooperation mit der Altenbetreuungsschule des Landes OÖ und des Landesverbandes Hospiz OÖ durchgeführt.

Patientenverfügungen gibt es seit fast 50 Jahren, und im Prinzip befürworten die meisten Menschen, dass unerwünschte Maßnahmen zur Lebensverlängerung vermieden werden sollen (in der Schmitten, Nauck & Marckmann, 2016, S. 178). In einer Studie aus Deutschland lag bei nur 11 % der Bewohnenden von Alten- und Pflegeheimen eine Patientenverfügung vor. 1,4 % hatten eine Vertreterverfügung, die jedoch nur von der vertretenen Person unterschrieben war. 52 % der 119 analysierten Verfügungen erlaubten keinen Rückschluss auf die Einwilligungsfähigkeit und Freiwilligkeit zum Verfügungszeitpunkt, und in nur 3 % der Fälle lag eine Dokumentation über eine ärztliche Beratung vor. Kritische Entscheidungen werden daher häufig in Unkenntnis des Bewohner(innen)willens sowohl im Krankenhaus als auch in den Altenheimen, gefällt, so die Folgerungen der Forschenden (Sommer et al., 2012, S. 577).

Innerhalb von Teams in geriatrischen Betreuungs- und Pflegeeinrichtungen führen zuvor verbal deklarierte Willenserfassungen von Bewohnenden dann zu moralischem Stress und Dissonanzen, wenn diese beispielsweise situativ fragwürdig erscheinen, gar nicht bzw. seit Längerem nicht hinterfragt wurden, sich die Personen in einer fortgeschrittenen Phase einer Demenzerkrankung befinden bzw. wenn die Erkrankten nicht mehr einsichtsfähig sind. Beispielhaft ist die Frage genannt, ob und zu welchem Zeitpunkt die Durchführung einer parenteralen Ernährungstherapie bei fortgeschrittener Demenz erfolgen soll. Dies erfordert eine Abwägung zwischen subjektiver Belastung und Nutzen für die Betroffenen. Die medizinethische und juristische Komplexität von vielfach krisenhaften und prekären Lebenssituationen erfordert eine verlässliche Informationsgrundlage über verbale bzw. nonverbale Willensbekundungen, eingebettet in eine EDV-gestützte und rasch zugängliche Dokumentation (Riedel, 2015, S. 66–67).

Im Anschluss an die Erhebung des Istzustandes seitens der am VSD® teilnehmenden Bewohnenden und Gesprächsteilnehmenden werden Willensäußerungen zu einem guten Leben und würdigen Sterben erfasst. Diese beziehen sich sowohl auf psychosoziale, spirituelle, medizinische, betreuerische und pflegerische Interventionen, wie auch auf den Sterbeprozess und auf Wünsche die Zeit nach dem Ableben betreffend. Jene Willensbekundungen, die im Krisenfall den herbeigerufenen (Not)ärzt*innen vorgelegt werden, werden im „Krisenblatt" des VSD® kurz und aussagekräftig festgehalten.

Zielsetzungen

Das prioritäre Ziel liegt in einer umfassenden Willensdarlegung der Bewohnenden. Im Krisenfall sollen Betreuungs- und Pflegepersonen und (Not)ärzt*innen auf Basis einer kompetenten und präzise dokumentierten Entscheidungsgrundlage im Sinn der alten Menschen handeln können. Bei eingeschränkter bzw. fehlender Einsichts- und Urteilsfähigkeit soll der mutmaßliche Wille der Bewohnenden möglichst authentisch erfasst werden. Ein weiteres Ziel liegt in der Verbesserung der Kommunikationsprozesse innerhalb und zwischen allen Einrichtungen des Gesundheitswesens. Willensäußerungen, die auf Basis von umfassenden Informationen und somit selbstbestimmt erfolgen, werden im Zuge eines VSD® im richtigen Augenblick der richtigen Person vorgelegt und beachtet.

Voraussetzungen seitens der Alten- und Pflegeeinrichtungen vor Implementierung des VSD® in Oberösterreich

Eine vertiefende Befassung mit Hospiz- und Palliativkultur in der geriatrischen Pflege- und Betreuungseinrichtung, eingebettet in einen Organisationsentwicklungsprozess, ist Voraussetzung für die Durchführung und Implementierung des VSD®-Projektes. Bestimmte Kriterien seitens des Dachverbandes Hospiz Österreich und des Landesverbandes Hospiz Oberösterreich sind vorab zu erfüllen. Es braucht die Zustimmung der Geschäftsführenden/Leitenden der jeweiligen Einrichtungen. Die Hausärztinnen und -ärzte von über 50 % der Bewohnenden müssen der Mitwirkung am Projekt im Vorfeld zustimmen. Ferner müssen mindestens 75 % der Betreuungs- und Pflegepersonen in der Einrichtung innerhalb der letzten drei Jahre eine eintägige Grundschulung über Palliative Care absolviert haben. Bei Nichterfüllung entsprechender Voraussetzungen werden adaptive Schulungsmaßnahmen empfohlen und von der Altenbetreuungsschule des Landes Oberösterreich angeboten und mitfinanziert. Die Prüfung entsprechender Kriterien erfolgt durch Personen, die vom Landesverband Hospiz Oberösterreich hierfür beauftragt sind.

Nach einer Informationsveranstaltung, zu der alle Mitarbeitenden der Einrichtung, ebenso die Mediziner*innen, eingeladen sind, werden Moderationsschulungen im Umfang von 3 x 3 Stunden durchgeführt. Nach Führen der ersten Vorsorgedialoge treffen sich die Moderator*innen zur Evaluierung der Gesprächsprozesse. Die Umsetzung des Vorsorgedialogs® beginnt idealerweise in den ersten Monaten nach Aufnahme einer Person in die Altenpflegeeinrichtung. Es ist hierbei mit einem Zeitaufwand von 4–6 Stunden je Bewohnenden zu rechnen. Der VSD® ist damit jedoch nicht beendet. In regelmäßigen Abständen, etwa halbjährlich, sind die Wünsche und Vorstellungen der Bewohnenden zu aktualisieren.

LITERATUR

ABGB (BGBl I Nr. 16/2020). Allgemeines bürgerliches Gesetzbuch für die gesamten deutschen Erbländer der Oesterreichischen Monarchie. StF: JGS Nr. 946/1811. Abgerufen am 13.05.2020 von https://www.ris.bka.gv.at/GeltendeFassung.wxe?Abfrage=Bundesnormen&Gesetzesnummer=10001622.

Albisser Schleger, H., Pargger, H., & Reiter-Theil, S. (2008). „Futility" – Übertherapie am Lebensende? Gründe für ausbleibende Therapiebegrenzung in Geriatrie und Intensivmedizin. *Zeitschrift für Palliativmedizin, 2,* S. 67–75.

Argyle, M. (2002). *Körpersprache und Kommunikation. Nonverbaler Ausdruck und soziale Interaktion.* 10. überarbeitete Auflage. Paderborn: Junfermann.

Barnet, R., & Taylor, C. (2011). Palliative Care am Scheideweg. *Zeitschrift für Palliativmedizin, 12,* S. 25–26.

Basler, H. D., Hügner, D., Kunz, R., Luckmann, J., Lukas, A., Nikolaus, T., & Schuler, M. S. (2006). *Beurteilung von Schmerz bei Demenz (BESD). Untersuchung zur Validität eines Verfahrens zur Beobachtung des Schmerzverhaltens.* Deutsche Gesellschaft zum Studium des Schmerzes. Berlin: Springer.

Beauchamp, T. L., & Childress, J. F. (2019). *Principles of Biomedical Ethics.* 8. Auflage. Oxford: Oxford University Press.

Benzenhöfer, U. (2009). *Der gute Tod? Geschichte der Euthanasie und Sterbehilfe.* Göttingen: Vandenboeck & Ruprecht.

Bergmann, W. (2011). *Sterben lernen.* München: Kösel.

BMASGK (2018). Österreichischer Strukturplan Gesundheit 2017 inklusive Großgeräteplan. Abgerufen am 04.05.2020 von https://www.ris.bka.gv.at/Dokumente/Spg/SPG_AT_OSG_G_20180406_1_2018/SPG_AT_OSG_G_20180406_1_2018.pdfsig.

BMASGK (2019). Demenz. Abgerufen am 02.01.2020 von https://www.sozialministerium.at/Themen/Soziales/Pflege-und-Betreuung/Demenz.html.

BMASGK (2020). LKF-Modell 2020. Abgerufen am 05.05.2020 von https://www.sozialministerium.at/Themen/Gesundheit/Gesundheitssystem/Krankenanstalten/LKF-Modell-2020.html.

BMVRDJ (2019). Bundesministerium für Verfassung, Reformen, Deregulierung und Justiz. *Erwachsenenschutzrecht. Wissenswertes für Vertretene, Vertreter/innen und Interessierte.* Wien: o. V.

Borasio, J. D. (2011). *Über das Sterben. Was wir wissen. Was wir tun können. Wie wir uns darauf einstellen.* München: C. H. Beck.

Borasio, J. D. (2014). *Über das Sterben. Was wir wissen. Was wir tun können. Wie wir uns darauf einstellen.* München: C. H. Beck.

Borasio, J. D. (2015). Selbstbestimmung und Fürsorge am Lebensende. Die Sicht eines Palliativmediziners. *Die Hospiz Zeitschrift, 5,* S. 21–25.

Bormann, F.-J. (2013). Ein integratives Modell für die ethische Fallbesprechung. *Zeitschrift für medizinische Ethik, 59,* S. 117–127.

Bormann, F.-J. (2015). Ärztliche Suizidbeihilfe aus Sicht der katholischen Moraltheologie. *Zeitschrift für medizinische Ethik, 61,* S. 119–215.

Bulst, N. (2011). Europäisches Massensterben. Der Schwarze Tod im 14. und 15. Jahrhundert. 28. Juni 2011. Abgerufen am 04.05.2020 von https://www.wissenschaft.de/magazin/weitere-themen/europaeisches-massensterben/.

Bundeskanzleramt Österreich Bioethikkommission (2011). Empfehlungen zur Terminologie medizinischer Entscheidungen am Lebensende. Abgerufen am 23.05.2020 von http://archiv.bundeskanzleramt.at/DocView.axd?CobId=44491.

Bundeskanzleramt Österreich Bioethikkommission (2015). Sterben in Würde. Empfehlungen zur Begleitung und Betreuung von Menschen am Lebensende und damit verbundenen Fragestellungen. Stellungnahme der Bioethikkommission. Abgerufen am 12.05.2020 von https://www.patientenanwalt.com/download/Expertenletter/Palliativ_Care/STERBEN_IN_WUeRDE_Bioethikkommission_9_2_2015.pdf.

BVerfG (2020). (Deutsches) Bundesverfassungsgericht. Leitsätze zum Urteil des Zweiten Senats vom 26. Februar 2020, 2 BvR 2347/15, Rn. 1–343. Abgerufen am 13.05.2020 von http://www.bverfg.de/e/rs20200226_2bvr234715.html.

Cadeggianini, G. (1989). *Cicely Saunders. Der Tod – Mein Leben.* Ottobrunn. [Film].

Caritas Socialis (2019). Hildegard Burjan. Mit Spannungen leben. Biografie. Abgerufen am 06.05.2020 von https://www.cs.at/files/hildegard_burjan_biografie_2019_vrz.pdf.

Cervo, F. A., Bryan, L., & Farber, S. (2006). To PEG or not to PEG: a review of evidence for placing feeding tubes in advanced dementia and the decision-making prozess. *Geriatrics, 61*(6), S. 12–13.

Chater, S., Viola, R., Paterson J., & Jarvis, V. (1998). Sedation for intractable distress in the dying – a survey of experts. *Palliative Medicine, 12,* S. 255–269.

Cherny, N. I., & Portenory, R. K. (1994). Sedation in the management of refractory symptoms: Guidelines for evaluation and treatment. *Journal of Palliative Care, 10,* S. 31–39.

Coors, M., Jox, R. J., & in der Schmitten, J. (2015). Advance Care Planning: eine Einführung. In M. Coors, R. J. Jox, & J. in der Schmitten (Hrsg.), *Advance Care Planning. Von der Patientenverfügung zur gesundheitlichen Vorausplanung* (S. 11–22). Stuttgart: Kohlhammer.

Dachverband Hospiz Österreich (o. J.). Hildegard Teuschl. Abgerufen am 06.05.2020 von https://www.hospiz.at/hildegard-teuschl/.

DGP (2014). Ärztlich assistierter Suizid. Reflexionen der Deutschen Gesellschaft für Palliativmedizin. Abgerufen am 12.05.2020 von https://www.dgpalliativmedizin.de/images/stories/140128_%C3%A4rztsuizid_online.pdf.

DGP (2019). Positionspapier der Deutschen Gesellschaft für Palliativmedizin zum freiwilligen Verzicht auf Essen und Trinken. Abgerufen am 12.05.2020 von https://www.dgpalliativmedizin.de/phocadownload/stellungnahmen/DGP_Positionspapier_Freiwilliger_Verzicht_auf_Essen_und_Trinken%20.pdf.

DGP (o. J.). Deutsche Gesellschaft für Palliativmedizin. Definitionen – white paper. Abgerufen am 19.05.2020 von https://www.dgpalliativmedizin.de/images/DGP_GLOSSAR.pdf.

DGSS (o. J.). BEurteilung von Schmerzen bei Demenz (BESD). Deutsche Gesellschaft zum Studium des Schmerzes e. V. Sektion der International Association for the Study of Pain (IASP). Arbeitskreis „Alter und Schmerz". Abgerufen am 11.05.2020 von https://nahrungsverweigerung.de/wp-content/uploads/2014/11/BESD.pdf.

DIE WELT (26.08.1998). „Es gibt keinen Tod." Abgerufen am 04.05.2020 von https://www.welt.de/print-welt/article625485/Es-gibt-keinen-Tod.html.

Dirnberger, S. (2009). Originaltext-Service. Sr. Mag. Hildegard Teuschl CS (1939–2009) – Biographie. 08.02.2009. Abgerufen am 06.05.2020 von https://www.ots.at/presseaussendung/OTS_20090218_OTS0285/sr-mag-hildegard-teuschl-cs-1937-2009-biographie.

Dorninger, M. E. (o. J.). Pilgerreisen im Mittelalter. Christliche Fernpilgerziele am Beispiel von Jerusalem und Santiago de Compostela. Abgerufen am 04.05.2020 von https://www.uni-salzburg.at/fileadmin/oracle_file_imports/549750.PDF.

DUDEN (o. J.a). Stichwort „Hospiz". Abgerufen am 03.05.2020 von https://www.duden.de/rechtschreibung/Hospiz.

DUDEN (o. J.b). Stichwort „Hospitalität". Abgerufen am 03.05.2020 von https://www.duden.de/rechtschreibung/Hospitalitaet.Duttge, G. (2015). Juristische Fragen und Kritik am Instrument der Patientenverfügung. In M. Coors, R. J. Jox, & J. in der Schmitten (Hrsg.), *Advance Care Planning. Von der Patientenverfügung zur gesundheitlichen Vorausplanung* (S. 39–51). Stuttgart: Kohlhammer.

EKR (2020). The Elisabeth Kübler-Ross Foundation. Abgerufen am 04.05.2020 von https://www.ekrfoundation.org/.

ErwSchG (2018). 2. Erwachsenenschutzgesetz – 59. Bundesgesetz, mit dem das Erwachsenenvertretungsrecht und das Kuratorenrecht im Allgemeinen Bürgerlichen Gesetzbuch geregelt werden und das Ehegesetz, das Eingetragene Partnerschaft-Gesetz, das Namensänderungsgesetz, das Bundesgesetz über Krankenanstalten und Kuranstalten, das Außerstreitgesetz, die Zivilprozessordnung, die Jurisdiktionsnorm, das Rechtspflegergesetz, das Vereinssachwalter-, Patientenanwalts- und Bewohnervertretergesetz, das Unterbringungsgesetz, das Heimaufenthaltsgesetz, die Notariatsordnung, die Rechtsanwaltsordnung, das Gerichtsgebührengesetz und das Gerichtliche Einbringungsgesetz geändert werden idF NR: GP XXV RV 1461 AB 1528, S. 173. BR: AB 9764 S. 866. Abgerufen am 13.05.2020 von https://www.ris.bka.gv.at/Dokumente/BgblAuth/BGBLA_2017_I_5 9/BGBLA_2017_I_59.html.

Europäische Gemeinschaft (2000). Charta der Grundrechte der Europäischen Union (2000/C 364/01). Abgerufen am 12.05.2020 von http://www.europarl.europa.eu/charter/pdf/text_de.pdf.

Exit Deutsche Schweiz (2020). Selbstbestimmung im Leben und im Sterben. Zürich: o. V.

Förstl, H., Bickel, H., Kurz, A., & Borasio, G. D. (2012). Demenz und Sterben: Aktuelle Entwicklungen und Ausblick. In F.-J. Bormann, & G. D. Borasio (Hrsg.), *Sterben. Dimensionen eines anthropologischen Grundphänomens* (S. 223–246). Berlin: De Gruyter.

Frankl, V. (1946). *Ärztliche Seelsorge.* Wien: Franz Deuticke.

Frankl, V. (2002). *Logotherapie und Existenzanalyse. Texte aus sechs Jahrzehnten.* Weinheim: Beltz.

Frankl, V. (2005). *Der leidende Mensch.* Bern: Huber.

Frankl, V. (2008). *Psychotherapie für den Alltag.* Freiburg im Breisgau: Herder.

Frankl, V. (2015). *Grundkonzepte der Logotherapie.* Wien: Facultas.

Ganzini, L., Goy, E., Miller, L., Harvath, T., & Jackson, A. (2003). Nurses experiences with hospice patients who refuse food and fluids to hasten death. *The New England Journal of Medicine, 249,* S. 359–365.

Gennep, A. van (1986). *Übergangsriten (Les rites de passage).* Frankfurt: Campus.

Gesundheit Österreich (2014). Abgestufte Hospiz- und Palliativversorgung in Österreich. 2., aktualisierte Auflage. Abgerufen am 05.05.2020 von https://www.hospiz.at/wordpress/wp-content/uploads/2016/05/broschuere_hospiz-_und_palliativversorgung_1_12_2014.pdf.

Gillick, M. R., & Volandes, A. E. (2008). The standard of caring: why do we still use feeding tubes in patients with advanced dementia? *Journal of the American Directors Association, 9*(5), S. 364–367.

Goethe, J. W. von (1765, VIII, 4). *Wilhelm Meisters Lehrjahre.*

Gramm, J. (2020). Noch 16 Tage. Eine Sterbeklinik in London. In: Institut für Palliativpsychologie. Abgerufen am 04.05.2020 von https://www.palliativpsychologie.de/?page_id=1790.

Grosse, C., & Grosse, A. (2014). Behandlungsabbruch beim behandlungsunfähigen Patienten. Wer darf entscheiden? Abgerufen am 13.05.2020 von https://www.patientenanwalt.com/download/Expertenletter/Patientenverfuegung/Behandlungsabbruch_beim_einwilligungsunfaehigen_Patienten_Claudia_Alexandra_Grosse_Letter_Patientenverfuegung.pdf.

GuKG (1997). Bundesgesetz über Gesundheits- und Krankenpflegeberufe (Gesundheits- und Krankenpflegegesetz). StF: BGBl. I Nr. 108/1997. Abgerufen am 05.05.2020 von https://www.ris.bka.gv.at/GeltendeFassung.wxe?Abfrage=Bundesnormen&Gesetzesnummer=10011026.

GuKG (1999). Verordnung der Bundesministerin für Arbeit, Gesundheit und Soziales über die Ausbildung im gehobenen Dienst für Gesundheits- und Krankenpflege (Gesundheits- und Krankenpflege-Ausbildungsverordnung – GuK-AV) StF: BGBl. II Nr. 179/1999. Abgerufen am 11.05.2020 von https://www.ris.bka.gv.at/GeltendeFassung.wxe?Abfrage=Bundesnormen&Gesetzesnummer=10011179.

Halmich, M. (2018). *Erwachsenenschutz für Gesundheitsberufe. Eigene Behandlungs-entscheidungen/Vorsorge/Vertretung. Praxisliteratur für Gesundheitsberufe – Band I.* Wien: Educa Halmich.

Harold`s Cross (o. J.). Our Heritage. Abgerufen am 04.05.2020 von https://olh.ie/about-us/our-heritage/.

Haupt, S. (2003). *Dem Tod ins Gesicht sehen.* Schweiz. [Kinofilm].

Heller, A., & Knipping, C. (2007). Palliative Care – Haltungen und Orientierungen. In C. Knipping (Hrsg.), *Lehrbuch Palliative Care* (S. 39–47). Bern: Huber.

Heller, A., Pleschberger, S., Fink, M., & Gronemeyer, R. (2013). *Die Geschichte der Hospizbewegung in Deutschland.* Ludwigsburg: der hospiz verlag.

Hesse, H. (2013). *Die Gedichte.* Frankfurt am Main u. a.: Insel.

Höfler, A. (2001). Die Geschichte der Hospizbewegung in Österreich/Zukunft braucht Vergangenheit. Abgerufen am 04.05.2020 von http://www.hospiz.at/wordpress/wp-content/uploads/2017/06/2008_Brosch%C3%BCre_hoefler_text.pdf.

Holder-Franz, M. (2012). „.... *dass du bis zuletzt leben kannst." Spiritualität und Spiritual Care bei Cicely Saunders.* Zürich: Theologischer Verlag.

Hospiz Österreich (2018). VSD Vorsorgedialog® für Alten- und Pflegeheime. Abgerufen am 14.05.2020 von https://www.hospiz.at/fachwelt/vorsorgedialog/.

Hospiz Österreich (2020). Befähigungskurse für Ehrenamtliche. Abgerufen am 05.05.2020 von https://www.hospiz.at/fachwelt/bildung/befaehigungskurse-fuer-ehrenamtliche/.

Husebø, S., & Klaschik, E. (2006). *Palliativmedizin. Grundlagen und Praxis.* Heidelberg: Springer.

IGSL (o. J.). Herzlich willkommen bei der IGSL!. Abgerufen am 06.05.2020 von https://www.igsl-hospizbewegung.at/.

in der Schmitten, J., Nauck, F., & Marckmann, G. (2016). Behandlung im Voraus planen (Advance Care Planning): ein neues Konzept zur Realisierung wirksamer Patientenverfügungen. *Zeitschrift für Palliativmedizin, 17,* S. 177–195.

Jöhren, G. (2013). *Beileidsfibel: Unvergessliche Worte zum Abschied. Textvorschläge, Zitate und Gedichte für Ihre Beileidskarte.* Hamburg: Tredition.

Kaléko, M. (2017). *Verse für Zeitgenossen.* München: dtv.

Kern, P. (2011). *Die Mörderschwestern.* München. [Film].

Klaschik, E., & Nauck, F. (2002). Finalphase. In M. Zenz, & B. Donner (Hrsg.), *Schmerz bei Tumorerkrankungen. Interdisziplinäre Diagnostik und Therapie* (S. 239–242). Stuttgart: Wissenschaftliche Verlagsgesellschaft.

Klie, T. (2008). Sterben in Pflegeheimen. Für eine Ethik des Sterbens. *Zeitschrift Praxis Palliative Care. Für ein gutes Leben bis zuletzt, 1,* S. 44–46.

Klinkhammer, G. (2007). Ingeborg Jonen-Thielemann: Pionierin der Pallitivmedizin. 19.10.2007. *Deutsches Ärzteblatt, 104*(42), Abgerufen am 08.03.2020 von https://www.aerzteblatt.de/archiv/57310/Ingeborg-Jonen-Thielemann-Pionierin-der-Palliativmedizin.

Kolling, H. (2020). Who was who in Nursing history: Kübler-Ross, Elisabeth. Pflegewissenschaft. *Journal für Pflegewissenschaft und Pflegepraxis, 7.* Abgerufen am 04.05.2020 von https://www.pflege-wissenschaft.info/datenbanken/who-was-who-in-nursing-history/104-datenbanken/who-was-who-in-nursing-history/11564-kuebler-ross-elisabeth.

Körfgen, E. (2019). *Erlebte Geschichten. Die Palliativ-Medizinerin Ingeborg Jonen-Thielemann.* 10.02.2019. Abgerufen am 08.03.2020 von https://www1.wdr.de/radio/wdr5/sendungen/erlebtegeschichten/in geborg-jonen-thielemann-100.html

Körtner, U., Kopetzki, C., Kaelin, L., Kletecka-Pulker, M., Leitner, K., & Dinges, S. (2014). Rechtliche Rahmenbedingungen und Erfahrungen bei der Umsetzung von Patientenverfügungen. Folgeprojekt zur Evaluierung des Patientenverfügungsgesetzes (PatVG). Endbericht

August 2014. Abgerufen am 11.05.2020 von https://ierm.univie.ac.at/fileadmin/user_upload/i_ierm/Projekte/En dbericht-Studie_Patientenverfuegung_PatVG_II_15.12.2014.pdf.

Kronbichler, M. (2019). Lainzer Mordserie: „Jetzt ist es aus mit der Schwarzwaldklinik." 05.04.2019. Abgerufen am 04.05.2020 von https://www.diepresse.com/5606709/lainzer-mordserie-jetzt-ist-es-aus-mit-der-schwarzwaldklinik.

Lang, K. (2006). Auswirkungen der Arbeit mit Schwerkranken und Sterbenden auf professionelle und ehrenamtliche Helfer – zwischen Belastung und Bereicherung. In U. Koch, K. Lang, A. Mehnert, & C. Schmeling-Kludas (Hrsg.), *Die Begleitung schwerkranker und sterbender Menschen. Grundlagen und Anwendungshilfen für Berufsgruppen in der Palliativversorgung* (S. 237–255). Stuttgart: Schattauer.

Langenscheidt (o. J.). Latein-Deutsch Übersetzung für „ritus". Stuttgart. Abgerufen am 11.05.2020 von https://de.langenscheidt.com/latein-deutsch/ritus.

Längle, A. (2003). Im Bann der Angst. Das versteckte Wirkprinzip der Paradoxen Intention von V. Frankl. *Existenzanalyse, 2*(2003), S. 4–11.

Längle, A. (2016). *Existenzanalyse. Existentielle Zugänge der Psychotherapie.* Wien: Facultas.

Lukas, E. (2006). *Lehrbuch der Logotherapie.* München: Profil.

Malanowski, A. (2011). Palliative Sedierung. Schmerz und die wandelnde Kraft des Atems. *Zeitschrift für Palliativmedizin, 12,* S. 22–24.

McCann, R. M., Hall, W. J., & Groth-Juncker, A. (1994). Comfort care for terminally ill patients: The appropriate use of nutrition and hydration. *Journal of the American Medical Association, 272*(16), S. 1271–1275.

Monteverde, S. (2006). Bündnis und Vertrag: zwei Grundmetaphern für die Ethik therapeutischer Berufe. *Schweizerische Ärztezeitung, 89*(26), S. 1226–1229.

Morello, R., Jean, M., Alix, M., Selli-Peres, D., & Fermanian, J. (2007). A Scale to measure pain in non-verbally communicating older patients: The ECPA – 2 study of its psychometric properties. *Pain, 133,* S. 87–98.

Mota Vargas, R., Mahtani-Chugani, V., Solano Pallero, M., Jiménez, B. R., Cabo Domínguez, C. R., & Robles Alonso, V. (2016). The transformation process for palliative care professionals: The metamorphosis, a qualitative research study. *Palliative Medicine, 2,* S. 161–170.

Niederau (o. J.). Stichwort „Palliativ". Abgerufen am 03.05.2020 von https://www.navigium.de/index.html.

ÖAG (o. J.). Österreichische Alzheimergesellschaft. Abgerufen am 02.01.2020 von http://www.alzheimer-gesellschaft.at/.

OPG (o. J.). Österreichische PalliativGesellschaft. Abgerufen am 05.05.2020 von https://www.palliativ.at/die-opg/.

Österreichische Notariatskammer (2018). Kurzleitfaden ÖZVV ab 01. Juli 2018 für Erwachsenenschutzvereine. Abgerufen am 13.05.2020 von http://www.notar.at.

PatVG (2006). Patientenverfügungs-Gesetz – Bundesgesetz über Patientenverfügungen StF: BGBl. I Nr. 55/2006. Abgerufen am 13.06.2020 von https://www.ris.bka.gv.at/GeltendeFassung.wxe?Abfrage=Bundesnormen&Gesetzesnummer=20004723.

PatVG-Novelle (2019). Änderung des Patientenverfügungs-Gesetzes (PatVG-Novelle 2018). Bundesgesetz über Patientenverfügungen (Patientenverfügungs-Gesetz). StF: BGBl. I Nr. 55/2006. Abgerufen am 13.05.2020 von https://www.ris.bka.gv.at/GeltendeFassung.wxe?Abfrage=Bundesnormen&Gesetzesnummer=20004723.

Platow, B., & Böcher, F. (2010). Vom Tod reden im Religionsunterricht. In B. Platow, & F. Böcher (Hrsg.), *Sterbebegleitung* (S. 89–104). Göttingen: Vandenhoeck & Ruprecht.

Popper, H. (2020). Sterbehilfedebatte – 2 Sichtweisen. Suizid - Hilfestellung. *LebensWert (Hospiz-Akademie Bamberg), 01*, S. 5–6.

Probst, E. (2013). *Elisabeth Kübler-Ross. Die berühmteste Sterbeforscherin der Welt*. München: GRIN.

Republik Österreich (2018). Nationalrat bekräftigt ablehnende Haltung zur aktiven Sterbehilfe. Abgerufen am 06.05.2020 von https://www.parlament.gv.at/PAKT/PR/JAHR_2001/PK0892/#XXI_III_00106.

Riedel, A. (2015). Wirkungslosigkeit von Patientenverfügungen in der stationären Altenpflege – Einflussfaktoren und Postulate. In M. Coors, R. J. Jox, & J. in der Schmitten (Hrsg.), *Advance Care Planning. Von der Patientenverfügung zur gesundheitlichen Vorausplanung* (S. 62–74). Stuttgart: Kohlhammer.

Rosenberger, M. B. (2020). Formen der Sterbehilfe. Ein kleines Lexikon zur genauen Unterscheidung. *LebensWert (Hospiz-Akademie Bamberg), 01,* S. 4.

Russ, G. (2006). Schmerzdiagnostik bei Tumorpatienten. In G. Bernatzky, R. Sittl, & R. Likar (Hrsg.), *Schmerzbehandlung in der Palliativmedizin* (S. 27–34). 2., überarbeitete Auflage. Wien u. a.: Springer.

Sampson, E. L., Candy, B., & Jones, L. (2009). Enteral tube feeding for older people with advanced dementia. *Cochrane Database of Systematic Reviews, 15*(2), CD007209. Pub2.

Saunders, C. (1993). *Hospiz und Begleitung im Schmerz. Wie wir sinnlose Apparatemedizin und einsames Sterben vermeiden können.* Freiburg im Breisgau: Herder.

Saunders, C. (2006). *Cicely Saunders. Selected writings 1958–2004.* Oxford u. a.: Oxford University Press.

Schäfer, A., & Wimmer, M. (1998). Einleitung. Zur Aktualität des Ritualbegriffs. In A. Schäfer, & M. Wimmer (Hrsg.), *Rituale und Ritualisierungen (Grenzüberschreitungen 1)* (S. 9–47). Opladen: Leske + Budrich.

Schäfer, J. (2019). Der Johanniterorden. Abgerufen am 04.05.2020 von https://www.heiligenlexikon.de/Orden/Johanniter.htm.

Simmenroth-Nayda, A., Gàgyor, I., Schindler, T., & Engeser, P. (2012). Umgang mit Sterbenden und Hospizarbeit. Abgerufen am 08.03.2020 von http://www.allgemeinmedizin.med.uni-goettingen.de/en/media/2012_Simmenroth_A20-Umgang_mit_Sterbenden.pdf.

Sommer, S., Marckmann, G., Pentzek, M., Wegscheider, K., Abholz, H.-H., & in der Schmitten, J. (2012). Patientenverfügungen in stationären Einrichtungen der Seniorenpflege. Vorkommen, Validität, Aussagekraft und Beachtung durch das Pflegepersonal. *Deutsches Ärzteblatt, 109,* S. 577–583.

Statistik Austria (2019). Bevölkerung. Abgerufen am 10.11.2019 von https://www.statistik.at/web_de/statistiken/menschen_und_gesellsc haft/bevoelkerung/index.html.

Steinkamp, N., & Gordijn, B. (2003). *Ethik in der Klinik. Ein Arbeitsbuch zwischen Leitbild und Stationsalltag.* Neuwied: Luchterhand.

StGB (1974). Strafgesetzbuch. Abgerufen am 12.01.2020 von https://www.ris.bka.gv.at/eli/bgbl/1974/60/P72/NOR40146774.

StGB Schweiz (1989). Art. 115 Tötung/Verleitung und Beihilfe zum Selbstmord. Abgerufen am 13.05.2020 von https://www.admin.ch/opc/de/classified-compilation/19370083/index.html#a115.

Student, J., & Napiwotzky, A. (2007). *Palliative Care wahrnehmen – verstehen – schützen.* Stuttgart: Thieme.

SV Träger (2020). Österreichische Sozialversicherung. Zahlen, Daten, Fakten. Abgerufen am 02.01.2020 von https://www.sozialversicherung.at/cdscontent/?contentid=10007.821628&portal=svportal.

Teuschl, H. (2006). Entwicklung der Hospizidee in Österreich. In G. Bernatzky, R. Sittl, & R. Likar (Hrsg.), *Schmerzbehandlung in der Palliativmedizin* (S. 16–17). Wien u. a.: Springer.

Wansink, B., Painter, J. E., & North, J. (2005). Bottomless bowls: why visual cues of portion size may influence intake. *Obesity Research, 13,* S. 93–100.

Warden, V., Hurley, A. C., & Volicer, L. (2003). Development and Psychometric Evaluation of the Pain Assessment in Advanced Dementia (PAINAD) Scale. *Journal of American Medical Directors, 01/02,* S. 9–15.

Wasner, M. (2012). Keiner stirbt für sich allein: Bedeutung und Bedürfnisse des sozialen Umfelds bei Sterbenden. In F.-J. Bormann, & G. Borasio (Hrsg.), *Sterben. Dimensionen eines anthropologischen Grundphänomens* (S. 82–91). Berlin: De Gryter.

Weixler, D. (2007). Palliative Sedierung. In C. Knipping (Hrsg.), *Lehrbuch Palliative Care* (S. 576–577). Bern: Hogrefe.

Wetzstein, V. (2012). Demenz als Ende der Personalität? Plädoyer für eine Ethik der Relationalität. In S. Schicktanz, & M. Schweda (Hrsg.), *Pro-Age oder Anti-Aging? Altern im Focus der modernen Medizin. Kultur der Medizin Bd. 35* (S. 179–195). Frankfurt am Main: Campus.

WHO (1990). Cancer pain relief and palliative care. Technical report service no. 804. Abgerufen am 03.05.2020 von http://apps.who.int/iris/bitstream/10665/39524/1/WHO_TRS_804.pdf.

WHO (1997). WHOQOL Measuring Quality of Life. Division of mental health and prevention of substance abuse. Abgerufen am 03.05.2020 von https://www.who.int/mental_health/media/68.pdf.

WHO (2002). WHO Definition of Palliative Care. Abgerufen am 03.05.2020 von http://www.who.int/cancer/palliative/definition/en/.

WHO (2004). Better Palliative Care for Older People. Abgerufen am 03.05.2020 von http://www.euro.who.int/__data/assets/pdf_file/0009/98235/E829 33.pdf.

Wiener Stadt- und Landesarchiv (2020). Krankenhaus Lainz. Abgerufen am 04.05.2020 von https://www.geschichtewiki.wien.gv.at/Krankenhaus_Lainz.

WIFO (2019). Österreichisches Institut für Wirtschaftsforschung. *Bis 2030 rund 24.000 Pflegekräfte mehr nötig.* Abgerufen am 02.01.2020 von https://www.wifo.ac.at/.

Wildt, K., & Gerhards, A. (2016). Das wissenschaftlich-religionspädagogische Lexikon im Internet (WiReLex). *Gottesdienst, katholisch.* Abgerufen am 20.06.2020 von https://www.bibelwissenschaft.de/wirelex/das-wissenschaftlich-religionspaedagogische-lexikon/.

Wöger, S. (2019). *Altenpflege: wenig Zeit, viel Herz! Aktuelle Herausforderungen für Pflegepersonen im geriatrischen Langzeitpflegebereich.* Norderstedt: BoD.

Wöger, S. (2020a). *Palliative Mundpflege. Linderung von Mundtrockenheit. Eine Handreichung für Pflegepersonen und betreuende Angehörige.* Norderstedt: BoD.

Wöger, S. (2020b). *Rituale in Alten- und Pflegeheimen. Gestaltung von Trauer- und Abschiedskultur.* Norderstedt: BoD.

Yalom, I. (2008). *In die Sonne schauen. Wie man die Angst vor dem Tod überwindet.* München: btb.

Weitere Publikationen der Autorin – Auszug

Demenz: Wissenswertes für Betroffene, Angehörige und Betreuende. 2., erweiterte Auflage

Sabine Wöger

2019, 196 Seiten, Paperback ca. € 19,50, E-Book ca. € 14,99
ISBN 978-3-7481-1105-4

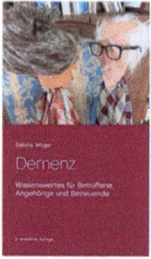

Die Autorin lässt Betroffene und Angehörige von an Demenz erkrankten Menschen zu Wort kommen. Leser*innen erhalten Einblick in die Erlebens- und Gefühlswelt der Erkrankten und fachliche Informationen über das Krankheitsbild. Mit der wachsenden Fähigkeit, sich in die Erkrankten einzufühlen, kann ihr Schmerz der sozialen Einsamkeit und ebenso die Angst der Angehörigen, die Person durch geistigen Zerfall zu verlieren, gelindert werden.

Rituale

Sabine Wöger

2020, 192 Seiten, Paperback ca. € 19,50, E-Book ca. € 14,99 ISBN 978-3-7519-2095-7

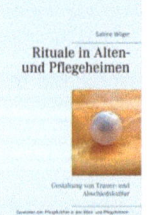

Mit diesem Buch wird den engagierten Pflegekräften in den Alten- und Pflegeheimen eine Hilfestellung für die Gestaltung der Trauer- und Abschiedskultur zur Verfügung gestellt. Es wird grundlegendes Wissen über die Bedeutung, Zielsetzung, Struktur, Planung und Durchführung von Trauer- und Abschiedsritualen vermittelt. Zu den Kategorien „Gedenken und Verabschieden", „Würdigung", „Liebe", „Hoffnung/Unsterblichkeit", „Loslassen", „Segnung", „Verabschieden des Leibes" und „Seelenpflege für das betreuende Team" werden Rituale vorgestellt. Bei der Konzeption der einzelnen Rituale wurde auf Einfachheit in der Vorbereitung und auf Praktikabilität in der Umsetzung großer Wert gelegt. Das Buch beinhaltet auch eine Sammlung tröstender Worte und Lieder.

Palliative Pflege bei Mundtrockenheit

Eine Handreichung für Pflegepersonen und betreuende Angehörige

Sabine Wöger

2020, 108 Seiten, Paperback ca. € 14,50, E-Book ca. € 9,99 ISBN 978-3-7504-3584-1

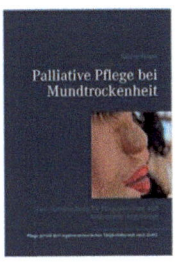

Mundtrockenheit ist ein häufig vorkommendes und äußerst unangenehmes Gefühl von schwerkranken und sterbenden Menschen. Insbesondere den ständigen Drang, die Schleimhäute von Mund und Lippen zu befeuchten, um das Durstgefühl zu löschen, erleben die Betroffenen als unangenehm und kraftraubend. Zudem sind bei einem trockenen Mund das Sprechen, Kauen und Schlucken erschwert. Neben wissenswerten Grundlagen über anatomische Strukturen und physiologische Vorgänge in der Mundhöhle werden Ziele, Werthaltungen und einfache praktikable pflegerische Maßnahmen erläutert, wobei pflanzliche Zubereitungen im Vordergrund stehen. Dieses Buch richtet sich sowohl an Pflegepersonen im Kontext von Palliative Care als auch an pflegende Angehörige.

Altenpflege: wenig Zeit, viel Herz!

Aktuelle Herausforderungen für Pflegepersonen im geriatrischen Langzeitpflegebereich. Literaturanalyse und empirische Erhebungen mit dem Ergebnis eines Seminarkonzeptes für Altenpflegekräfte. Mit einem Geleitwort von Univ. Prof. Dr. Werner Lenz.

Sabine Wöger

2019, 272 Seiten, Paperback ca. € 39,99, E-Book ca. € 14,99 ISBN 978-3-7481-7866-8

Altenpflegepersonen sind aktuell mit mehrfachen Herausforderungen konfrontiert. Neben demografisch bedingten Entwicklungen im Zusammenhang mit einer alternden Bevölkerung entwickelt sich entlang von Prognosen eine prekäre Personalsituation. Literaturanalyse und empirische Erhebungen zeigen, mit wie viel Engagement und Herz alte Menschen betreut werden. Die Studie resultiert in einem Seminarkonzept mit dem Schwerpunkt ‚Palliative Care für Altenpflegepersonen‘.

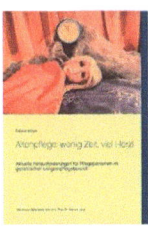

Krisenhilfe

Sabine Wöger

2020, 224 Seiten, Paperback ca. € 19,50, E-Book ca. € 14,99 ISBN 978-3-7519-3431-2

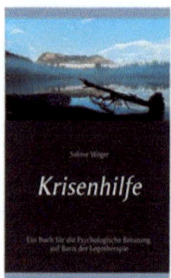 In der Psychologischen Beratung gilt es, einen Rahmen zur Verfügung zu stellen, um den Möglichkeitsraum von Krisenbetroffenen zu öffnen und zu weiten. Hierbei unterstützt maßgeblich die logotherapeutische Haltung. Diese hat vor allem die Selbstkompetenzen der Betroffenen, die Ressourcen und Entwicklungspotenziale und auch den geistigen Freiraum zur individuellen Beantwortung von schwierigen Lebensfragen im Blick. Krisen machen nicht zwingend weniger, sondern vielfach mehr aus Menschen! Dies wird im Buch ausführlich anhand von Beispielen aus dem logotherapeutischen Praxisfeld beschrieben.

So spannend ist die Logotherapie

Sabine Wöger

2020, 192 Seiten, Paperback ca. € 19,50, E-Book ca. € 14,99 ISBN 978-3-7519-3820-4

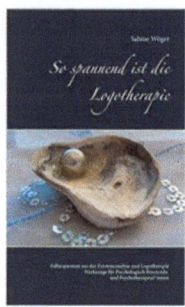 Logotherapie intendiert, menschliche Existenz friedvoll, ethisch reflektiert, wertorientiert und sinnstiftend zu gestalten. Lesende dieses Buches erhalten einen tiefgehenden praxisnahen Einblick in das logotherapeutische Wirken. Hierzu werden Sequenzen aus den Feldern psychologische Beratung, Psychotherapie, Einzel- und Gruppensupervision dargelegt. Lassen Sie sich ein auf die Kraft der Logotherapie!